Olivia Dibelius, Marianne Arndt (Sr. M. Benedicta) (Hrsg.)

Pflegemanagement
zwischen Ethik und Ökonomie

Inhalt

Vorwort 9

1. Theoretische Argumentationslinien in der Ethik. Eine Einführung
Marianne Arndt (Sr. M. Benedicta) (Deutschland) 13

1.1	Einführung...	13
1.2	Unterschiedliche Ebenen und Bereiche der Ethik...................	15
1.3	Wertesysteme	16
1.4	Regeln	16
1.5	Prinzipien	16
1.5.1	Prinzipien der biomedizinischen Ethik..............................	16
1.5.2	Prinzipien und Verantwortungsethik..................................	17
1.5.3	Kommunitarismus	17
1.6	Zwei Theorieansätze der Ethik...	18
1.6.1	Deontologie...	18
1.6.2	Teleologie	18
1.6.3	Das Verhältnis von Deontologie und Utilitarismus..............	19
1.7	Tugendethik: Ein neues Verständnis des klassischen Tugendbegriffes........	19
1.8	Eine Ethik des Füreinander-Sorgens	20

2. Altersrationierung: Gerechtigkeit und Fairness im Gesundheitswesen? Eine Studie zum ethischen Führungshandeln von Pflegemanager/innen in der stationären und teilstationären Altenpflege
Olivia Dibelius (Deutschland) 23

2.1	Die Situation der stationären Altenpflege in der Bundesrepublik im Kontext der Pflegeversicherung	23
2.2	Die empirische Untersuchung...	24
2.3	Diskussion der Ergebnisse...	25
2.3.1	Die verdeckte Rationierung von Gesundheitsversorgung für ältere Menschen in deutschen Altenpflegeheimen	27
2.3.2	Altersrationierung in der Schweiz.....................................	31
2.3.3	Integrative Wirtschaftsethik...	33

3. »Management-by-heartbeat mache ich hier nicht!« Ethisches Handeln im Pflegemanagement. Eine qualitative Untersuchung
Nicola Bauer, Siegfried Fauser, Stefanie Kämper, Erik Schwarz, Daniela Sulmann, Annette Röhrbein (Deutschland) 37

3.1	Einleitung..	37
3.2	Vom Umgang mit Verantwortung und Macht führender Persönlichkeiten im Gesundheitswesen..	38

3.2.1   Die »Sandwich-Funktion« der Pflegemanager 38
3.2.2   Über den Umgang mit Macht im Kontext verantwortungsethischer
         Überlegungen 45
3.3   Diskussion und Ausblick 47

4. Ethische Problemlagen in französischen Altenpflegeeinrichtungen. Eine qualitative Studie

Marie-Béatrice Omer-Decugis (Frankreich) 52

4.1   Finanzierung der Pflegebedürftigkeit 52
4.2   Zielsetzung und Methode der Studie 53
4.3   Der Rahmen der Studie 53
4.3.1   Epidemiologische Daten 53
4.3.2   Strukturen der stationären Pflege 54
4.4   Formelle und gelebte Ethik: Alte und neue Charta 56
4.4.1   Die ethischen Problemfelder 57
4.4.2   Ethikstandards der Pflegeteams 59
4.5   Schlussfolgerungen 60
4.6   Die ideale Einrichtung 60

5. Mit knappen Ressourcen (über)leben Verteilungsgerechtigkeit und Pflege. Perspektiven im britischen Gesundheitswesen

Marianne Arndt (Sr. M. Benedicta) (Deutschland) 63

5.1   Einleitung 63
5.2   Das neue System: Pflege als Teil des Nationalen Gesundheitsdienstes 64
5.2.1   Finanzielle Aspekte des NHS 65
5.2.2   Pflege in der Krise 66
5.3   Reform des NHS 68
5.3.1   Reformen unter Thatcher und Major 68
5.4   Der Weg der Pflege zur beruflichen Eigenständigkeit 71
5.5   Rationierung und Rationalisierung 73
5.5.1   Einführung: Die britischen Gegebenheiten 73
5.5.2   Verteilungsgerechtigkeit 73
5.5.3   Rationierungsmodelle 75
5.6   Neue Entwicklungen in Großbritannien – neue Chancen für die Pflege 78

6. Entscheidungsfindung in der pflegerischen Praxis

Dawn Dowding (Großbritannien) 82

6.1   Einleitung 82
6.2   Was ist Entscheidungsfindung? 82
6.2.1   Entscheidungsfindung in der Pflegepraxis 83
6.2.2   Theorien der Entscheidungsfindung 84
6.3   Der pflegerische Entscheidungsprozess 86
6.3.1   Wie fällen Pflegekräfte Urteile – wie treffen sie Entscheidungen? 86
6.3.2   Wie gut sind Urteile und Entscheidungen von Pflegekräften? 88
6.4   Entscheidungshilfen 89

6.4.1   Die Entscheidungsanalyse 89

6.4.2   Klinische Richtlinien.. 90

6.5   Implikationen für die pflegerische Praxis 91

7. Der soziale, interprofessionelle und institutionelle Kontext der Pflegepraxis: Hemmender Widerstand oder Beschleunigungskraft?

Chris Gastmans (Belgien)... 95

7.1   Einleitung... 95

7.2   Die Gesellschaft: Eine ambivalente Einstellung zur Pflege 95

7.2.1   Die niedrige Stellung der Pflege 97

7.2.2   Der technologische Imperativ 97

7.2.3   Die Logik der Professionalisierung 98

7.2.4   Politische Wechselhaftigkeit... 98

7.3   Pflegekräfte und die medizinischen Berufe: Für einen Dialog auf der Basis spezifischer Fachkenntnis... 99

7.3.1   Care und Cure: Von der Opposition zur Integration 99

7.3.2   Ideale und tatsächliche Identität von Medizin und Pflege......... 100

7.3.3   Care und Cure als gleichwertige Dimensionen in der Gesundheitssorge 101

7.3.4   Pflegekräfte als Pflegesachverständige....................................... 102

7.3.5   Patientenorientierter Pflegeauftrag versus Organisations- und Verwaltungsauftrag.. 104

7.3.6   Pflegerische Berufsorganisationen und Berufskodex.................. 105

7.4   Pflegeeinrichtung: Von der betriebsmäßigen Organisation zum pädagogisch-moralischen Milieu... 106

7.4.1   Pflegekräfte als Arbeitnehmer und Helfer 106

Lebensläufe 114

Glossar 118

Register 121

Vorwort

Im Zuge des international sich vollziehenden Umstrukturierungsprozesses der Gesundheitssysteme setzt sich der Trend einer ausschließlich gewinnorientierten Ökonomie auch in diesem Bereich durch. Neben der alles dominierenden Kostenausrichtung gilt es jedoch, auch die Kunden- und Qualitätsorientierung in der Pflege und im Pflegemanagement zu berücksichtigen. Dies führt für die zuständigen Pflegemanager/innen und Pflegekräfte zu einer Zerreißprobe zwischen den Bedürfnissen der Bewohner, dem eigenen Berufsethos, den fachlichen Standards und den finanziellen Ressourcen. Hieraus ergeben sich zwangsläufig Fragen nach der vermeintlichen Unüberbrückbarkeit zwischen Ökonomie und Ethik sowie der ethisch fundierten Entscheidungsfindung, der weiteren Professionalisierung von Pflegekräften, der politischen Einflussnahme von Pflegekräften auf die strukturellen Rahmenbedingungen und der Rationalisierung und Rationierung.

In diesem Buch wollen die Autoren und Autorinnen eine kritische Auseinandersetzung mit diesem Themenkomplex anstoßen. Es enthält Beiträge zur Pflege und zum Pflegemanagement aus europäischer Perspektive, die sowohl theoretischer als auch empirischer Natur sind und das pflegerische Denken und Handeln zum Gegenstand der ethischen Reflexion machen. Ein vergleichbares Buch liegt bisher weder im deutsch- noch im englischsprachigen Raum vor. Das Buch wendet sich gleichermaßen an ein Fachpublikum wie an interessierte Laien. Der Beitrag von *Marianne Arndt* »**Theoretische Argumentationslinien in der Ethik. Eine Einführung**« umfasst das Gesamtbild des Fachgebiets der Ethik. Dieses Kapitel stellt eine wesentliche Voraussetzung für die folgenden Texte dar, weil darin Grundpositionen geklärt werden, auf die sich auch die anderen Autoren berufen. Einerseits werden grundlegende Begrifflichkeiten definiert, andererseits anhand einer Systematik die wichtigsten Strömungen der Ethik vor dem Hintergrund der analytischen Philosophie und der kontextuellen Ethik aufgeführt und zueinander in Verbindung gesetzt. Abschließend werden hier Zukunftsvisionen für die Ethik in der Pflege aufgezeigt.

Der Beitrag von *Olivia Dibelius* trägt den Titel »**Altersrationierung: Gerechtigkeit und Fairness im Gesundheitswesen? Eine Studie zum ethischen Führungshandeln von Pflegemanager/innen in der stationären und teilstationären Altenpflege**«. Die Untersuchung umfasst die ethischen Leitlinien und komplexen Problemsituationen des Pflegemanagements in der Altenpflege. Darüber hinaus werden die aus der Studie hervorgegangenen beiden Gruppen von Pflegemanager/innen im Kontext der unterschiedlichen unternehmensethischen Ansätze beschrieben und diskutiert. Daran anknüpfend werden die deutsche und die schweizerische Praxis der Rationalisierung und Rationierung problematisiert und anhand verschiedener Modelle zur Verteilungsgerechtigkeit erörtert. Dabei wird besonders der Frage nachgegangen, ob alte Menschen Opfer einer impliziten Rationierung sind und wie mit Verteilungsfragen zukünftig zu verfahren ist. Grundsätzlich wird zu einer Enttabuisierung der aufgeworfenen Probleme und zu einer öffentlichen Diskussion aller Beteiligten aufgerufen. Dass ökonomisches Denken und Handeln nicht im krassen Widerspruch zu einer Pflegeethik stehen muss, untermauern die Ausführungen zur integrativen Wirtschaftsethik.

Das Kapitel »**Management-by-heartbeat mache ich hier nicht! Ethisches Handeln im Pflegemanagement. Eine qualitative Untersuchung**« basiert auf den empirischen Projektarbeiten einer Studentengruppe des Studiengangs Pflegemanagement an der Evangelischen Fachhochschule Berlin. Das Spannungsfeld der im stationären und ambulanten Bereich befragten Führungspersonen beruht, so die Autoren, auf dem Anspruch einer humanen Unternehmensleitung und der zunehmenden, durch massive Budgetbeschränkungen und Personalabbau hervorgerufenen Verschlechterungen der Rahmenbedingungen. Dabei werden die Bereiche der »Verantwortung« und »Macht« aus unternehmensethischer Sicht und dem Erleben dieser Personengruppe beleuchtet. Als besondere Problemfelder sehen die Autoren in diesem Zusammenhang die asymmetrischen Unternehmensstrukturen und die zunehmende Zweckrationalität des Gesundheitswesens.

Der Text von *Marie-Béatrice Omer-Decugis* **»Ethische Problemlagen in französischen Altenpflegeeinrichtungen. Eine qualitative Studie«** richtet seinen Fokus zunächst auf die Finanzierung der Pflege von pflegebedürftigen alten Menschen im Kontext des französischen Gesundheitswesens. Im Rahmen ihrer Studie hat die Autorin Direktorinnen unterschiedlichster Altenpflegeeinrichtungen interviewt. Die Ergebnisse umfassen Bereiche wie ethische Prinzipien, z. B. der respektvolle Umgang, ethische Problemfelder (z. B. Gewalt), Fragen des Führungsstils und der Ethikstandards. Abschließend übt die Autorin Kritik an der Diskrepanz zwischen dem politischen Ethikdiskurs hinsichtlich des Umgangs mit alten Menschen und dem Reformstau bei den Bildungsstrukturen für Pflegekräfte. Sie konstatiert, dass die unzureichend qualifizierten Pflegekräfte gerade im Altenpflegebereich ein gravierendes Problem darstellen.

Der Beitrag von Marianne Arndt **»Mit knappen Ressourcen (über)leben. Verteilungsgerechtigkeit und Pflege. Perspektiven im britischen Gesundheitswesen«** bezieht sich auf Fragen der Verteilungsgerechtigkeit in der Pflege im Kontext des britischen Gesundheitswesens. Sie beschreibt und proble-matisiert anhand der jüngeren Geschichte des britischen Gesundheitswesens und damit insbesondere des Nationalen Gesundheitsdienstes die enge Verflechtung zwischen finanziellen Ressourcen und professioneller pflegerischer Eigenständigkeit. Dabei stehen auch Fragen der Rationalisierung und Rationierung und deren Konsequenzen für die Pflege im Vordergrund der Diskussion. In diesem Zusammenhang wird besonders auf die »Identitätskrisen der Pflege« und den »Weg der Pflege zur beruflichen Eigenständigkeit« eingegangen. Pflegende in Großbritannien werden aber nicht als Opfer der verschiedenen Systemzwänge und wirtschaftlichen Engpässe vorgestellt, sondern als *»Überlebenskünstlerinnen«*, die es vermochten, *»angesichts großer Engpässe eigene Ressourcen zu mobilisieren. Ein neue Art ihres professionellen Status zeichnet sich deutlich ab.«*

Der Text **»Entscheidungsfindung in der pflegerischen Praxis«** der britischen Autorin *Dawn Dowding* präsentiert einen Überblick zu Fragen der Entscheidungsprozesse in der pflegerischen Praxis. Im ersten Teil ihres Beitrags geht sie auf die Bedeutung des Themas im Zusammenhang mit der Veränderung des Gesundheitswesens und der zunehmenden Verantwortung der professionell Pflegenden ein. Anschließend werden drei verschiedene Formen der Entscheidungsfindung beschrieben und diskutiert. Dabei wird insbesondere auf die von ihr konstatierten systematischen Denkfehler Bezug genommen. Abschließend werden diese Formen der Entscheidungsfindungen mit Ergebnissen neuerer pflegewissenschaftlicher Studien in Verbindung gesetzt, um die Probleme und Forschungslücken aufzuzeigen.

Das Kapitel **»Der soziale, interprofessionelle und institutionelle Kontext der Pflegepraxis: Hemmender Widerstand oder Beschleunigungskraft?«** von *Chris Gastmans* (Belgien) erörtert den gesellschaftlichen Wert von Pflege vor dem Hintergrund der zunehmenden Technisierung der Pflege und der scheinbar »abhängigen Position« der

Pflegekräfte gegenüber den Ärzten und den institutionellen Gegebenheiten. Für den Autor liegt der Schwerpunkt der Pflege im *»Eingehen einer zwischenmenschlichen Beziehung«* und einer Integration von *»care«* und *»cure«*. Dabei soll die Kooperation mit den Ärzten als gleichberechtigtes Miteinander erfolgen, das auf dem jeweiligen Fachwissen basiert. Neuere Entwicklungen der Professionalisierung in Belgien, die Pflege von ihren originären Aufgaben zu befreien, werden vom Autoren kritisiert. Abschließend widmet er sich der Frage, inwiefern die Organisationskultur einen wesentlichen Einfluss auf die Pflegepersonen und deren ethisches Handeln ausüben kann.

Die Vielfalt der hier vorgestellten Themen im Bereich der Pflege und des Pflegemanagements verdeutlicht die Komplexität des Problemfelds »Ethik und Ökonomie«. Eine gemeinsame Position der hier vertretenen Autorinnen und Autoren kann jedoch folgendermaßen zusammengefasst werden: Das Primat der Ökonomie darf nicht zu Lasten der Pflege und ihrer ethischen Grundlagen gehen. In diesem Sinne soll das Buch Mut machen, diesen Fragestellungen weiter nachzugehen.

Die Herausgeberinnen möchten im Besonderen Claudia Flöer, der Lektorin des Schlüterschen Verlages, für ihre kollegiale und kompetente Unterstützung bei der Duchführung des Buchprojektes danken!

Berlin, Helfta   Olivia Dibelius und
im Mai 2002   Sr. M. Benedicta Arndt

1. Theoretische Argumentationslinien in der Ethik. Eine Einführung

Dr. Marianne Arndt (Sr. M. Benedicta) (Deutschland)

Abstract

Der Rahmen, der alle vorliegenden Texte verklammert, ist die Ethik. Eine kurze Einführung in die theoretischen Argumentationslinien der Ethik soll das gemeinsame Vorzeichen aller Kapitel hervorheben und deutlich machen. Ethik – hier verstanden als Ethik im Gesundheitswesen – gewinnt für die konkrete Gestaltung unserer Lebenswelten zunehmend an Bedeutung. So sollen denn auch die hier vorgelegten Gedanken und Argumente helfen, Entscheidungen im Alltag zu treffen, die das Miteinander von beruflichen Pflegekräften, Patienten, Bewohnern oder Kunden und den Geld gebenden und verwaltenden Institutionen gelingen lassen.

1.1 Einführung

Dieses Kapitel ist dem Hauptteil unseres Buches vorangestellt, um auch Lesern, die sich bisher wenig mit den theoretischen Aspekten moralischen Handelns befassen konnten, eine kurze Einführung in das Fachgebiet der Ethik zu geben. Allerdings kann der vorliegende Text nur kurze Einblicke in die diversen Bereiche der Ethik bieten und versuchen, sie miteinander in Verbindung zu setzen, sodass Ethik Konturen gewinnt. Mancher Leser wird es für wünschenswert halten, an dieser Stelle detailliertere Ausführungen zu finden. Hierauf wird jedoch zu Gunsten der umfassenden Darstellung verzichtet. Um sich tiefer mit der Materie vertraut zu machen, wird ein umfangreicheres Literaturstudium nötig sein. Es ist zu hoffen, dass der Text hierzu anregt. Die am Ende des Kapitels aufgeführte Literatur mag den Einstieg in das Fachgebiet der Ethik erleichtern.

Obwohl die Darstellungen einzelner Aspekte in diesem Kapitel allgemein gehalten sind, können leicht Verbindungen zur Pflege und zu Situationen im Gesundheitswesen hergestellt werden.

Da im Rahmen der einzelnen Beiträge dieses Buches kein Raum war, Grundlagen der Ethik zu entfalten, mussten die Autorinnen und Autoren ihre Texte auf dem Hintergrund von Voraussetzungen zusammenstellen, die sie selbst im Detail nicht klären konnten. Mit dieser kurzen Einführung in die Ethik soll ein verbindendes Element zur Verfügung gestellt werden, das es den einzelnen Autorinnen und Autoren erlaubt, wesentliche Grundannahmen vorauszusetzen. Dies bedeutet einerseits, dass den Lesern Hilfen gegeben werden, um sich im Dickicht der Moralphilosophie ein wenig zurechtzufinden. Andererseits entstehen durch diese allgemein gehaltene Einführung auch Spannungen zu Argumentationslinien in einzelnen Beiträgen. Gut so! Das mag Stoff zur Auseinandersetzung und zur Diskussion liefern.

Ethik, als Teilgebiet der Philosophie, bemüht sich darum, Fragen nach dem sittlichen Sollen des Menschen zu klären. *»Wie soll ich leben?«* – *»Was muss ich tun?«* Dies sind die beiden Grundfragen, denen wir uns in unserem Leben und unserem Alltag immer wieder stellen (müssen). Letztendlich erfolgen die Antworten auf diese Fragen in Entscheidungen und im moralischen Handeln. Beim Abwägen möglicher Handlungsalternativen im Alltag spielen jedoch nie nur situative Gegebenheiten, momentane Impulse, Gefühle oder psychische Zustände eine Rolle. Als denkende Menschen ist es unsere Wesensaufgabe, vorhandene Verstandeskräfte einzusetzen und zu nutzen, wann immer verantwortetes Handeln folgen soll.

Außerdem ist uns Menschen die Gabe des Erinnerns zu eigen; so werden wir Begebenheiten, Vorkommnisse, Entscheidungen und Handlungen auch immer im Nachhinein bedenken und beurteilen. Entscheidungsfindung einerseits und Reflexion über moralisches Handeln andererseits stellen somit eine menschliche Notwendigkeit dar. Auf dieser Ebene erhält unser Handeln moralische Wertigkeit.

Mit Ethik wird heute im philosophischen Sprachgebrauch die theoretische Perspektive der Moral bezeichnet. Obwohl Moral und Ethik das Gleiche bedeuten (Ethik: gr. »ethos« = Sitte, Charakter; Moral: lat. »mores« = Brauch, Richtschnur), wird Ethik für den abstrakten, wissenschaftlichen Bereich benutzt, Moral bezieht sich dagegen im Allgemeinen auf die Handlungsebene.

In den vergangenen Jahren traten Fragen der Ethik zunehmend auch auf populärwissenschaftliche Weise in den Vordergrund. Dies liegt sicherlich an einer allgemeinen emanzipatorischen Bewegung, die es nicht mehr erlaubt, Werte unreflektiert zu übernehmen oder Haltungen und Handlungen allein auf dem Hintergrund von Tradition zu begründen oder auch wichtige gesellschaftliche und politische Entscheidungen von so genannten Experten treffen zu lassen.

Im Folgenden werden nun einige Begründungsansätze vorgestellt, die es erlauben, die ethische Entscheidungsfindung zu systematisieren und zu hinterfragen wie auch eine Beurteilung moralischen Handelns vorzunehmen. Aus dem bisher Gesagten geht hervor, dass es eigentlich eine moralische Pflicht ist, Ethik zu denken. Es gehört zur Begabung des Menschen, sich selbst und anderen Rechenschaft über Denken und Handeln zu geben und damit einer Verantwortung zu entsprechen, die das Menschsein erst auszeichnet.

Abbildung 1 gibt einen Überblick über Konzepte der Ethik und deren gegenseitige Abhängigkeiten. Im Folgenden wird dieses Diagramm im Einzelnen erläutert.

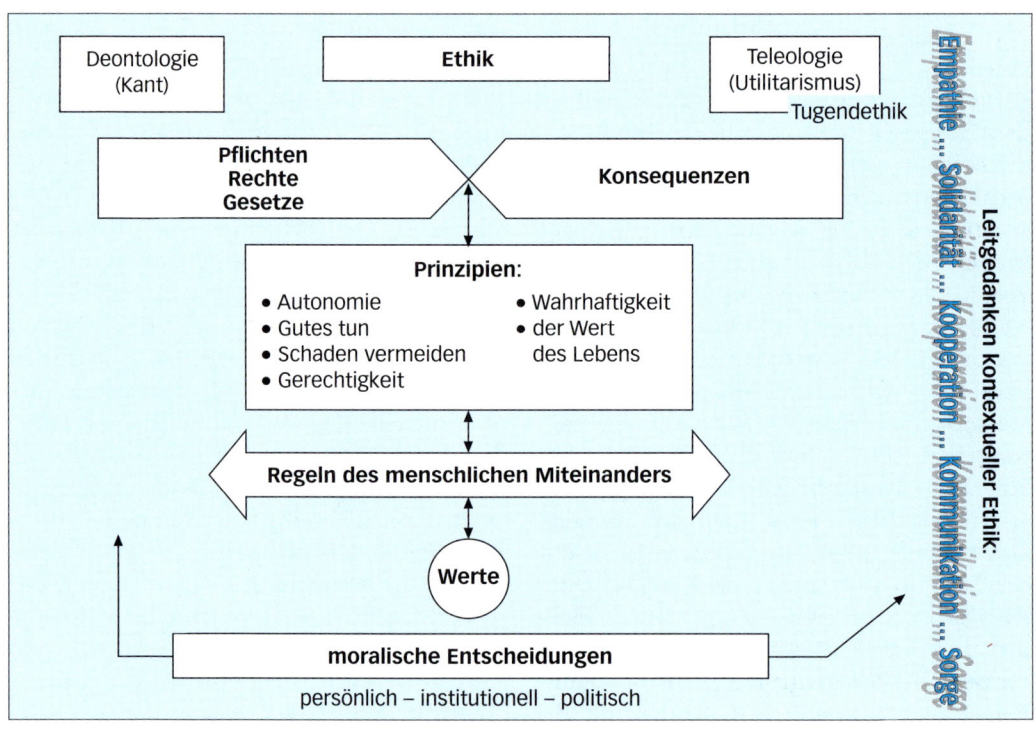

Abb. 1: Konzepte der Ethik und ihre Interdependenzen.

1.2 Unterschiedliche Ebenen und Bereiche der Ethik

Moralische wie auch pragmatisch-sachliche Entscheidungen prägen unsere Beziehungen zur Welt, zur Umwelt und zueinander. Moralische Entscheidungen heben sich von praktischen Entscheidungen insofern ab, als sie sich immer in ihren Konsequenzen auf unsere Lebens- und Wertewelt und auf die unserer Mitmenschen beziehen. Hier geht es nicht um sachliche, fachliche Entscheidungen, die richtig oder falsch sein können. Es geht im Bereich moralischer Entscheidungen um das grundsätzlich Gute oder Böse einer Handlung. So kann vom technischen Ablauf her der Vollzug der Todesstrafe richtig durchgeführt werden − mit der entsprechend korrekten Handhabung einer Injektionsmaschine, die die tödliche Injektion mit wissenschaftlicher Präzision verabreicht −, damit ist aber noch nicht die ethische Frage angesprochen, ob es beispielsweise gut ist, an dieser Handlung verantwortlich mitzuwirken, oder gar, ob die Todesstrafe selbst zu rechtfertigen ist.

Auch das Abwägen, ob ein konkreter Mörder in einer konkreten Gerichtsverhandlung zum Tod verurteilt werden sollte, ist in sich selbst keine ethische Frage, sondern eine rechtliche. Allerdings sind hier die sachlichen, rechtlichen und ethischen Fragestellungen miteinander verknüpft und aufeinander bezogen. Gäbe es keine politisch-rechtliche Vorgabe für die Akzeptanz der Todesstrafe, würde ihre Anwendung nicht zur Diskussion stehen und es würden auch keine medizinisch-technischen Vorkehrungen zu treffen sein. Gäbe es nicht den grundsätzlichen Konsens, dass menschliches Leben zu schützen sei und nicht der Willkür menschlich unkontrollierter Handlungen ausgesetzt sein darf, dann gäbe es auch nicht die Notwendigkeit, Rechtsprechung − auf welche Art auch immer − zu gestalten. Gäbe es nicht diese grundlegende Achtung vor dem Wert des Lebens und vor der Würde des Menschen − Achtung auch vor dem Leben und vor der Würde des Mörders − wäre es nicht nötig, eine Todesstrafe zu erfinden, die präzise und sicher ist und bis zu einem gewissen Grade anonym vollstreckbar. An diesem Beispiel wird deutlich, dass wir praktische Entscheidungen von rechtlichen abgrenzen müssen und beide nicht mit ethischen Entscheidungen verwechseln dürfen.

Ein weiterer Punkt wird in diesem Zusammenhang deutlich: Persönliche Meinungen, Einstellungen und Werte sind von institutionellen Gegebenheiten und politischen Vorgaben zu unterscheiden.

Moralische Entscheidungen werden von vielen Faktoren beeinflusst, zum Beispiel von soziologischen und kulturspezifischen Gegebenheiten oder auch von psychologischen Entwicklungsmomenten. So wurde die Ethik im Feld der Moralpsychologie auf dem Hintergrund der Psychologie betrachtet und der menschliche Reifungsprozess zu moralischer Verantwortung untersucht. *Lawrence Kohlberg* versuchte, Zusammenhänge zwischen kognitiv-emotionaler Entwicklung und moralischer Reife aufzuzeigen (vgl. Arndt 1996). *Kohlbergs* Differenzierung des moralischen Reifungsprozesses in sechs Stufen wurde einerseits akzeptiert, stieß andererseits jedoch auch auf Kritik. Die Kritik richtete sich zunächst gegen *Kohlbergs* Untersuchungsmethodik. In der grundlegenden Studie wurden zunächst ausschließlich männliche Probanden befragt. Wir haben es der amerikanischen Moralpsychologin *Carol Gilligan* zu verdanken, dass die Aufmerksamkeit von Psychologen, Soziologen und Moralphilosophen auf die Unterschiede gelenkt wurden, die zwischen Mädchen und Jungen, Männern und Frauen im Bereich der moralischen Entwicklung bestehen.

Darüber hinaus ist grundsätzlich zwischen psychologischen Momenten der Entscheidungfindung und ihrer ethischen Bewertung zu unterscheiden. Es macht einen großen Unterschied, ob es um die Beurteilung einer Situation aus psychologischer oder aus moralischer Perspektive geht. Die

Psychologie will den Menschen auf seinem persönlichen Entwicklungs- und Erfahrungshintergrund verstehen, während die Ethik spezifische Gegebenheiten an einem persönlichen und gesellschaftlichen sittlichen Bedeutungshorizont festmacht.

1.3 Wertesysteme

Moralische Entscheidungen werden wesentlich von den jeweiligen Wertesystemen einer Gesellschaft bzw. eines einzelnen Menschen getragen. Werte sind also eine Grundlage, auf der moralische Entscheidungen reifen. Dies bedeutet, dass die Bildung eines Wertesystems von sehr großer Wichtigkeit ist, sollen moralische Entscheidungen nicht situativer Willkür preisgegeben sein. Wenn wir nun nach dem Hintergrund fragen, auf dem unsere Werte geprägt werden, dann leuchtet immer wieder die Bedeutung von Erziehung und Bildung in Elternhaus, Kindergarten, Schule und Beruf auf. Auch der große Einfluss der Massenmedien wird deutlich. Der Religionsphilosoph *Peter Berger* hat auf das dialektische Phänomen der Werte-Prägung der Gesellschaft durch die Gesellschaft hingewiesen (vgl. *Berger* 1969). Die Wirklichkeit unserer Welt beeinflusst unsere Entscheidungen und unser Verhalten; doch ebenso schaffen wir als Handelnde auf dem Hintergrund unserer Werte jene Strukturen, die die Welt konstituieren und uns bestimmen.

1.4 Regeln

In Abbildung 1 wird eine Beziehung zwischen Werten und den *»Regeln menschlichen Miteinanders«* angedeutet. Mit diesen Regeln sind neben rechtlichen Vorgaben auch Sitten, Gebräuche und weniger festgeschriebene, verhaltensbestimmende Anhaltspunkte gemeint. Hierher gehören auch die Regeln der Höflichkeit im Umgang miteinander. Die jeweils nach außen weisenden Pfeilspitzen deuten die umfassende Dimension an, die solchen Regeln des menschlichen Mit-

einanders zu eigen ist. Allerdings bewegen wir uns hier noch im vormoralischen Bereich. In der wissenschaftlichen Analyse spielen hier die Erkenntnisse der Psychologie, der Soziologie, der Anthropologie und der Rechtswissenschaften hinein.

1.5 Prinzipien

1.5.1 Prinzipien der biomedizinischen Ethik

Ethik stellt sich in diesem Kontext als eine reflektierende Praxis der Geisteswissenschaften dar. So können vor dem Hintergrund moralischer Sitten und Gebräuche und den Regeln menschlichen Zusammenlebens Prinzipien abstrahiert werden, die für die Konkretisierung einer ethischen Analyse hilfreich sind. Insbesondere für das sich seit den 60er Jahren entwickelnde Spezialgebiet der medizinischen Ethik brachten *Beauchamp* und *Childress* mit dem so genannten *Georgetown Mantra* (mit den Prinzipien: Autonomie, Benefizienz [Gutes tun], Non-Malefizienz [Schaden vermeiden], Gerechtigkeit) Maximen der medizinischen Ethik auf den Punkt.

Das Buch *»Principles of biomedical ethics«* prägt seit 1979 mit der inzwischen 7. Auflage medizinethisches Denken. Im Licht der Tatsache, dass weder das moralische Sollen oder die »Pflicht« noch das utilitaristische Prinzip allein unanfechtbar handlungsweisend sein können, stellen *Beauchamp* und *Childress* die Bedeutung von Prinzipien zweiter Ordnung in den Vordergrund und benennen für den medizinischen Bereich Autonomie, Benefizienz, Non-Malefizienz und Gerechtigkeit. Diese Prinzipien sind aufeinander bezogen, sie ergänzen sich in ihrer Wertigkeit, stehen aber auch situationsabhängig im Widerspruch zueinander. Dies wird deutlich, wenn Patienten Vorstellungen hinsichtlich ihrer Therapie haben, die sich nur zu ihrem Schaden verwirklichen ließen. Die Prinzipien zweiter Ordnung sind hergeleitet von den klassischen moralischen Vorgaben, an denen sich medizinisches Handeln ausrichten sollte: *voluntas aegroti suprema lex* und *salus aegroti suprema lex*. »Der freie Wille des Menschen und die Besserung, das Heilen, stehen im Vordergrund aller medizinischen und pflegerischen Sorge.« Die Prinzipien eignen sich auch gut für die retrospektive Beurteilung ethischen Handelns in Konfliktsituationen.

1.5.2 Prinzipien und Verantwortungsethik

Verantwortungsethik sieht die menschliche Verantwortung für sich selbst, für die Welt und für die Mitmenschen als Ausgangspunkt und versteht Ethik als Antwort auf die moralischen Forderungen menschlichen Daseins. Diese Antwort ist verstandesmäßig einsichtig zu machen. Der deutsch-amerikanische Philosoph *Hans Jonas* sprach vom Prinzip der Verantwortung, das allen Menschen aufgetragen ist, im Hinblick auf die Gefährdung unserer Welt und bezogen auf unsere eigene menschliche Verletzbarkeit.

Basierend auf der persönlichen Verantwortung als ethischem Prinzip entwickelte *J.P. Thiroux* in den 80er Jahren ein ethisches System, das auf fünf Prinzipien einer Ethik der Verantwortung aufbaut (siehe auch *Tschudin* 1988 und 1999). Diese Prinzipien decken sich teilweise mit jenen, die für eine biomedizinische Ethik herangezogen wurden, ordnen sich aber dem Prinzip der Achtung vor dem Wert des Lebens unter. Es geht hier darum, Leben – entsprechend menschlicher Würde – zu fördern und zu bewahren. Dies bedeutet zunächst, allen Menschen die ihnen eigene Art, ihr Leben zu gestalten und zu leben, zuzugestehen. Nach diesem Prinzip haben wir weder das Recht, von Menschen eine bestimmte Lebensform zu erwarten, noch dürfen wir das Leben als solches schädigen oder manipulieren. Achtung vor dem Wert des Lebens heißt aber auch, die Endlichkeit menschlichen Lebens ernst zu nehmen. So können wir nicht Leben und Gesundheit um jeden Preis fordern und erzwingen. Ein Teil des Lebens ist auch das Sterben. So bedeutet »Achtung vor dem Wert des Lebens« auch immer den Tod anzunehmen.

1.5.3 Kommunitarismus

Dieser Ansatz einer Verantwortungsethik wurde in Nordamerika und auch in Großbritannien mit dem Gedanken einer »kommunitaristischen Ethik« vertieft und als politische Moralphilosophie vorgestellt. Beim Kommunitarismus geht es um die moralische Werteentwicklung unserer Gesellschaften, die – mit der Familie und kleinen, Verantwortung tragenden Gemeinschaften (engl. communities) – das Gemeinwohl fördern sollen. Nicht auf dem großflächigen Hintergrund staatlicher Wohlfahrt oder politischer Ideologie, sondern in überschaubaren Gemeinschaften und Nachbarschaften werden Gemeinsinn und Bürgertugenden gepflegt und auf das Prinzip der Gerechtigkeit hin gelebt. Der US-Amerikaner *Amitai Etzioni* ist ein bekannter Vertreter des Kommunitarismus. Im Vorwort der deutschen Ausgabe seines Buches schreibt *Etzioni*: »*Der Kommunitarismus ist keine amerikanische Erfindung. Seine Wurzeln reichen in die griechische Antike, ins Alte und Neue Testament. Jede Gesellschaft muß zwar eigene kommunitaristische Antworten finden, aber auf ähnliche Herausforderungen. Der Mensch lebt nicht vom Brot allein; es wäre töricht, zu glauben, nur auf wirtschaftliche Hilfe kommt es an. Unser alltägliches Handeln braucht einen Kontext transzendenten Sinns. Seine moralische Bedeutung muß klar werden. (…) Wird die zivile, moralische Ordnung nicht gestärkt, dann werden immer mehr Menschen nach einer starken Hand rufen. Was uns bedroht ist die moralische Anarchie, nicht ein Zuviel an Gemeinschaft*« (vgl. *Etzioni* 1998).

Bedeutsam ist letztlich eine Ausgewogenheit zwischen persönlichen und gesellschaftlichen Interessen. Es geht an allererster Stelle um das moralische Engagement von Eltern, Jugendlichen, Nachbarn, Bürgern (vgl. *Etzioni* 1998).

1.6 Zwei Theorieansätze der Ethik

1.6.1 Deontologie

Deontologie kommt aus dem Griechischen und bedeutet so viel wie »Pflicht« (von gr.: to déon, das Erforderliche, die Pflicht). Nach diesem theoretischen Ansatz sagt uns der unbedingte Primat bestimmter Regeln, Pflichten, Rechte und daraus abgeleiteter Gesetze eindeutig, was wir zu tun haben. Hier sind Normen des Verhaltens vorgegeben, die zwar unterschiedlicher Begründung unterliegen (z. B. religiös, kulturell, naturwissenschaftlich), aber als handlungsleitend zu verstehen sind. Daher auch der Begriff »normative« Ethik. Die »‚Goldene Regel« (*Was du nicht willst, das man dir tu', das füg' auch keinem anderen zu* – in Abwandlung der Rede Jesu in der Bergpredigt Mt. 7,11) ist hier einzuordnen. Das Gute ist immer die Erfüllung der Pflicht. *Immanuel Kant*, einer der wesentlichsten Vertreter des deontologischen Ansatzes, hat den Begriff des »kategorischen Imperativ« geprägt, wonach die Norm für moralische Entscheidungen die Achtung vor der Würde des Menschen ist und die Universalisierbarkeit einer getroffenen Entscheidung. Wahrhaftigkeit ist in diesem Zusammenhang unbedingte Voraussetzung für das Funktionieren eines Lebens nach diesem System.

Pflichten wie auch Rechte – auch wenn sie in Gesetzen, Vorschriften und Regeln festgehalten sind – haben ihre Begrenzungen dort, wo das Wohlbefinden anderer betroffen ist. So können unterschiedliche Pflichten gegeneinander stehen und in Konfliktsituationen ein Dilemma provozieren. Einerseits könnten wir mit detaillierten Regeln und Vorschriften das »richtige« moralische Handeln sicherstellen; andererseits ist es unmöglich, alle Aspekte unseres Handelns mit Regeln zu belegen. Die Freiheit zu persönlicher Entscheidung wäre bei einem extremen deontologischen Verständnis ausgeschaltet. Obwohl es richtig und wichtig ist, Entscheidungen durch Richtlinien und Regeln zu erleichtern, darf eine Ethik der Pflichten nicht das Prinzip persönlicher und autonomer Verantwortung verstellen.

1.6.2 Teleologie

Teleologische Ansätze (gr.: telos, das Ziel) richten den Blick auf die Konsequenzen von Entscheidungen und Handlungen. Hier wird das moralisch Gute von den Folgen einer Handlung her bestimmt. Eine Ethik der Kosten-Nutzen-Analyse, eine Ethik der Abwägung positiver gegen negative Konsequenzen beherrscht in ihren Grundzügen das Denken unserer postmodernen Welt. Utilitarismus (lat.: uti, gebrauchen, utilitas, nützlich) ist in vielen Bereichen ausschlaggebend für moralische Entscheidungen.

Die Ethik der Nützlichkeit – von den englischen Sozialphilosophen *Jeremy Bentham* und *John Stuart Mill* ausgearbeitet und als Utilitarismus beschrieben – geht von dem pragmatischen Ansatz aus, dass alles gut ist, was Lust und greifbares Glück vermehrt. Schlecht ist danach alles, was Schmerzen und Unglück hervorruft. Es geht also hier um das klassische Prinzip des Hedonismus (gr.: hēdonē, Lust). *Mill* prägte den Satz *»The greatest pleasure for the greatest number«* (etwa: Das größte Glück für die größte Zahl) für das utilitaristische Kalkül: Die Norm liegt hier nicht in der Ausübung der Pflicht auf dem Hintergrund von Rechtsvorschriften und Regeln, sondern die Norm wird bestimmt durch das Wohlergehen möglichst vieler Einzelpersonen. Die Norm wird auch nicht durch das Prinzip der Gerechtigkeit bestimmt. Dies bedeutet, dass einem einzelnen Menschen durchaus Nachteile zugemutet werden können, wenn es dem Wohl einer größeren Zahl zugute kommt. Eine weitere Schwierigkeit dieses theoretischen Ansatzes liegt in der Tatsache, dass die Beurteilung dessen, was nützlich, lustfördernd oder wohltuend ist, sehr unterschiedlich ist, eben entsprechend der persönlichen Vorlieben, Stimmungen und Wertvorstellungen.

Der Utilitarismus ist eng mit der Entwicklung des britischen Wohlfahrtsökonomismus verbunden, auf dem unsere westlichen Gesundheitssysteme fußen.

Eine wichtige Variante des Utilitarismus ist der von dem australischen Moralphilosophen *Peter Singer* beschriebene »Präferenzutilitarismus«. Hierbei geht es um das unparteiische Abwägen von Interessen: Meine Interessen gelten nicht mehr als die der anderen. Die Wünsche und Werte aller Betroffenen werden vor einer Entscheidung erwogen. Diese Entscheidung wird im Hinblick auf die besten Konsequenzen für alle Beteiligten getroffen.

Obwohl dieser Ansatz, geleitet von der Vernunft und der praktischen Lebenserfahrung, große Akzeptanz findet, besteht ein Nachteil darin, dass zwar moralische Probleme im Verhältnis von Menschen zueinander gelöst werden können, das sittliche Verhältnis des Menschen zu sich selbst jedoch unberührt bleibt und mit dem utilitaristischen Prinzip nicht begründet werden kann.

1.6.3 Das Verhältnis von Deontologie und Utilitarismus

Normative Ethikansätze sind nicht in einfacher Unbedingtheit gegeneinander zu setzen oder voneinander abzugrenzen. Im täglichen Miteinander und auch in der ethischen Reflexion werden die Konsequenzen von Entscheidungen zu bedenken sein, die auf Grund von Pflichten, Regeln und Gesetzen getroffen wurden. Gleichermaßen werden sich bei Entscheidungen, die wiederholt getroffen werden müssen, Regeln herausbilden, selbst wenn die Entscheidungswege durch konsequentialistische Erwägungen geprägt waren. Auch in solchen Fällen wird eine gewisse Handlungspflicht nach bestimmten Maßgaben entstehen. So können wir einerseits von Akt-deontologischen Ansätzen sprechen: Dies sind pflichtgesteuerte Entscheidungen, die situativ auch Konsequenzen beachten. Andererseits ist ein Regel-Utilitarismus als legitimer Ethikansatz zu benennen.

1.7 Tugendethik: Ein neues Verständnis des klassischen Tugendbegriffes

In der Philosophie finden sich bei *Platon* Hinweise auf tugendethische Ansätze. Wie von *Aristoteles* in seinem Werk »*Nikomachische Ethik*« beschrieben, geht es bei den Tugenden um Grundeinstellungen und Haltungen, die im Handeln zur Gewohnheit werden. Es geht also um den Praxisbegriff, in dem »Phronesis« die Weisheit, die Klugheit ist, die das Handeln leitet. Durch die analytische Moralphilosophie der Neuzeit wurde der Tugendethik-Ansatz in den Hintergrund gedrängt, erfährt zurzeit aber eine Renaissance. Im weiteren Sinne gehört auch die Tugendethik in die Gruppe teleologischer Ethikansätze. Allerdings geht es der Tugendethik zunächst weniger um Konsequenzen aus einzelnen Handlungen, sondern um Lebenshaltungen, die auf dem Hintergrund konkret benennbarer Werte eingeübt werden. Ein solcher Wert ist beispielsweise die Freundschaft, die Verantwortung für Welt und Umwelt, für sich selbst und für die Familie. Als Kardinaltugenden wurden von Platon vier Grundhaltungen benannt: Klugheit, Gerechtigkeit, Tapferkeit, Besonnenheit. Die drei theologischen Tugenden sind Glaube, Hoffnung und die Liebe. Tugenden sind nicht im Sinne von anzustrebenden Maximen zu verstehen; sondern eine persönliche Lebensausrichtung zielt auf das Einüben des Mittelmaßes zwischen den beiden Extremen, die eine Tugend umspannt. So geht es beispielsweise bei der Tapferkeit weder um unreflektierten Aktionismus noch um feige Zurückhaltung in Krisensituationen.

Alastair MacIntyre hat mit seinem Buch »*Verlust der Tugend*« 1987 diesem Ansatz gerade für die verschiedenen Bereiche des Sozial- und Gesundheitswesens zu neuer Bedeutsamkeit verholfen. Es geht zunächst um kooperative Praxis im menschlichen Zusammenleben. Hier könnte auch der Kommunitarismus nach *Etzioni* verortet werden, denn das Wohl der Gemeinschaft ist auf der persönlichen Ebene in die Verantwortung eines jeden Einzelnen gestellt und die »kleine Gemeinschaft« als Basis für eine institutionelle Struktur denkbar. Durch eine entsprechend gelebte »gute Praxis« im Sinne der Tugendethik würde die Gemeinschaft gestärkt, gefördert und entwickelt.

Über situative Perspektiven hinaus geht es bei der Tugendethik um das endgültige »telos« (Ziel) eines jeden menschlichen Lebens. Getragen vom humanistischen Gedanken des Werdens entwickeln sich Werte zu Lebensweisen, die einen Menschen in seinem Handeln zu gelungenem Leben leiten. »*Das gute Leben für den Menschen ist das Leben, das in der Suche nach dem guten Leben für den Menschen verbracht wird, und die für die Suche notwendigen Tugenden sind jene, die uns in die Lage versetzen, zu verstehen, worin darüber hinaus und worin sonst noch das gute Leben für den Menschen besteht.*« (vgl. *MacIntyre* 1987). Letztendlich umfasst Tugendethik nach *MacIntyre* auch eine historische Dimension, in die der soziale und der persönliche Bereich eingebettet sind. Dies bedeutet, dass wir die uns umgebende Tradition als lebendigen Kontext zu verstehen haben, der uns prägt, den wir jedoch auch weiterhin prägen und verändern.

1.8 Eine Ethik des Füreinander-Sorgens

Nach diesem kurzen zusammenfassenden Überblick über die herkömmlichen theoretischen Ansätze der Ethik, die ihre Wurzeln in der analytischen Philosophie haben, folgt nun eine Darstellung neuerer Ansätze, die auf dem Boden postmoderner Denkstrukturen entwickelt und artikuliert wurden und die zunehmend an Bedeutung gewinnen.

In Abbildung 1 stehen die Begriffe Empathie, Solidarität, Kooperation, Kommunikation und Sorge quer zur logisch aufgebauten Darstellung der traditionellen Ansätze. Diese Begriffe werden von manchen Autoren als moderne Tugenden bezeichnet. So spricht z. B. *Michael Slote* von personenbezogener Tugendethik, die sich in der Sorge um die Welt und um andere ausdrückt und Grundlage ist für das moralisch gelungene Leben (vgl. Slote 1997). Auch die Tugendethik passt übrigens nicht so ganz in die Symmetrie des analytischen Theoriegebäudes. Sie ist in Abbildung 1 zwar auf der Seite der Teleologie angesiedelt, ragt aber in den unstrukturierten Raum hinein.

Die Begriffe Empathie, Solidarität, Kooperation, Kommunikation und Sorge sind nicht als Prinzipien zu bezeichnen, haben aber doch wegweisenden Charakter. Sie stehen auch nicht konträr zu den herkömmlichen Ansätzen, sondern schaffen letztendlich Raum für deren rechte Verwirklichung. Die Leitgedanken kontextueller Ethik sind zurückzuführen auf die Philosophie der kritischen sozialen Theorie der Frankfurter Schule wie auch auf das Umfeld der *Kohlberg/Gilligan*-Debatte (Recht und Fairness oder Sorge – »justice or care«). Diese Debatte führte zu einem wichtigen Entwicklungsschritt feministisch-kontextueller Ethik, in dem es nicht darum geht, ob eine legalistische Pflichtenethik oder eine Ethik des Füreinander-Sorgens für gelingendes menschliches Miteinander nützlich ist. Die amerikanische Pflegewissenschaftlerin *Joan Liaschenko* drückt ein aufeinander bezogenes Miteinander der beiden Ansätze wie folgt aus: »*Die Fähigkeit, die Perspektive des (konkreten) anderen Menschen einzunehmen, übt unsere moralische Phantasie und schafft Möglichkeit für Recht und Gerechtigkeit wirksam zu werden.*« (vgl. *Liaschenko* 1999, Übersetzung: Arndt).

Eine moralische Grundhaltung der Pflege lässt sich an der Beziehung zwischen Pflegekraft und Patienten festmachen. Um diese Beziehung zu artikulieren, muss Pflege im wissenschaftlichen Sinn gedacht werden. Wir wissen heute, dass es wichtig ist, Pflegewissenschaft zu betreiben und Pflege nicht nur als ein Nachahmen traditionell pflegerischer Handgriffe zu verstehen. Dies schließt das Nachdenken ein über Mensch-

und Personsein, über Welt und Umwelt und über Gesundheit und Krankheit. Dies sind die thematischen Grundlagen, auf denen moderne Pflegewissenschaft praxisorientiertes Denken weiterentwickelt und in Beziehung zum Begriff des Füreinander-Sorge-Tragens setzt. Ethik in der Pflege kann nicht einfach die Prinzipien einer biomedizinischen Ethik, wie sie von *Beauchamp* and *Childress* durchbuchstabiert wurden, adaptieren und genannten thematischen Grundlagen zuordnen. Es ist nicht hinreichend, einfach Autonomie, Benefizienz, Non-Malefizienz und Gerechtigkeit pflegerisch zu denken. Die Prinzipien der klassischen biomedizinischen Ethik stammen aus der analytischen Tradition der Moralphilosophie. Für die Pflege müssen wir zusätzlich andere Traditionen erschließen.

Pflege hat andere Ziele als die Medizin, obwohl wir in mancher Hinsicht von gemeinsamen Positionen ausgehen können. Pflege lebt aus der Beziehung und für Beziehungen spielt die Gesamtsituation eine Rolle. *John Finnis*, Professor der Rechtswissenschaften und der Rechtsphilosophie in Australien, sagte mit Blick auf die Prinzipien der Bioethik (hier auf das bereits benannte *Georgetown Mantra* anspielend): »... *sie sind bedeutsam für die moralphilosophische Diskussion. Aber was uns der Verstand sagen kann und wie Moral praktisch auszugestalten ist, kann nur in der tiefsten Bedeutung verstanden werden, wenn die gesamte menschliche Lebenswirklichkeit in die Betrachtung einbezogen wird.*« (Vgl. *Finnis* 1994)

Für die Pflege gilt, dass sie der gesamten Lebenssituation eines Patienten zugewandt ist, und hieraus erwachsen moralische Forderungen. Die moralische Bewertung pflegerischer Handlungen wird an dieser Zuwendung zu bewerten sein. Somit müssen wir aus pflegeethischer Perspektive den Lebenskontext wie auch Beziehungen und ihre subjektiven Bedeutungen beachten.

Eine Ethik, die für pflegerisches Tun relevant sein kann, wird Empathie, Solidarität, Kooperation, Kommunikation und Sorge als Leitgedanken für sich in Anspruch nehmen. Eine solche Ethik wird ein gutes Gegengewicht zu einer analytischen Prinzipienethik darstellen. Das Ausbalancieren von beiden jedoch wird die Qualität der ethischen Diskussion im Gesundheitswesen fördern. Gute moralische Entscheidungen müssen getragen sein vom intimen Wissen um die Subjektivität des anderen. Sie sollten sich jedoch auch an abstrakten Prinzipien messen lassen können.

Die hier vorgestellten Erläuterungen zur Abbildung 1 sollen die wesentlichen Ethik-Ansätze in ihrer Bezogenheit aufeinander deutlich machen. Sie sollen helfen, die Lektüre der folgenden Kapitel hinsichtlich ihrer theoretischen Verortung zu positionieren und in ein Gesamtbild ethischer Argumentation einzubinden. Dieses Kapitel ist jedoch auch für sich allein zu lesen. Es dient als allgemeine Einführung in die Ethik und soll weiterhin anregen, sich auf die weiterführende Literatur tiefer einzulassen und eigene Wege zu finden, den moralischen Herausforderungen in den verschiedenen Bereichen der Pflege und besonders im Pflegemanagement zu begegnen.

Literatur

Arndt, M.: Ethik denken – Maßstäbe zum Handeln in der Pflege. Georg Thieme Verlag, Stuttgart 1996.

Arndt, M.: Bondolfi, A.: Ein wissenschaftlicher Diskurs über Theorien der Moral und Ethik: Kohlbergs theoretische Glätte und der Mut zu unerklärten moralischen Resten. In: Pflege, 9 (1) : 27–32, 1996.

Berger, P.L.: The social reality of religion. Faber & Faber Ltd., London 1969.

Etzioni, A.: Die Entdeckung des Gemeinwesens. Stuttgart 1995.

Finnis, J.; Fisher, A.: The four principles and their use. In: Principles of Health Care Ethics: 31-44. Edited by: R. Gillon. John Wiley & Sons, Chichester, New York 1994.

Gilligan, C.: Die andere Stimme. Lebenskonflikte und Moral der Frau. R. Piper GmbH & Co. KG., München 1984/1988.

Gilligan, C.: Moralische Orientierung und moralische Entwicklung. In: Nummer-Winkler, E. (Hrsg.): Weibliche Moral: Die Kontroverse um eine geschlechtsspezifische Ethik: 79-100. DTV, München 1995.

Jonas, H.: Das Prinzip Verantwortung. Versuch einer Ethik für die technologische Zivilisation. Suhrkamp Taschenbuch, Frankfurt/M. 1984.

Kohlberg, L.; Colby, A.: (1986) Das moralische Urteil: Der kognitionszentrierte entwicklungspsychologische Ansatz. In: Bertram, H.: Gesellschaftlicher Zwang und moralische Autonomie. Suhrkamp, Frankfurt/M 1986.

MacIntyre, A.: Verlust der Tugend. Campus, Frankfurt/M., New York 1987.

Slote, M.: Agent-based virtue ethics. In: Virtue Ethics, 239–262. Edited by: Roger Crisp, and Michael Slote, Oxford: OUP 1997.

Thiroux, J.: Ethics, Theory and Practice. (6th ed.) Encino CA: Glencoe Publishing Co., 1998.

Tschudin, V.: Ethik in der Krankenpflege. Recom, Basel 1988.

Tschudin, V.: Nurses Matter. MacMillan, London, Houndsmills 1999.

2. Altersrationierung: Gerechtigkeit und Fairness im Gesundheitswesen?

Eine Studie zum ethischen Führungshandeln von Pflegemanager/innen in der stationären und teilstationären Altenpflege

Olivia Dibelius (Deutschland)

Abstract

Jeder Mensch hat einen Anspruch auf gerechte, faire medizinische und pflegerische Behandlung. Der Verteilungskampf im Gesundheitswesen tendiert jedoch zur Entsolidarisierung mit den Schwächsten in unserer Gesellschaft, was nicht zuletzt bei der aktuellen Praxis der verdeckten Rationierung im stationären Altenpflegebereich deutlich wird. Chronisch kranke und an Demenz leidende alte Menschen unterliegen heutzutage mehr denn je einem Risiko der medizinischen und pflegerischen Unterversorgung bzw. einer sozialen und finanziellen Verarmung. Pflegemanagerinnen und -manager sehen sich angesichts dieser Tatsachen mit einer dreifachen Herausforderung konfrontiert: Es gilt, den Bedürfnissen der Bewohner, den eigenen fachlichen Standards, aber auch dem restriktiven Finanzierungsrahmen gerecht zu werden. Damit sind ethische Problemsituationen geradezu zwangsläufig vorprogrammiert. Pflegemanagerinnen und -manager laufen Gefahr, entweder ihre fachliche und persönliche Integrität und damit ein Stück ihres professionellen Ethos aufzugeben, oder sich der Loyalität gegenüber ihren Arbeitgebern zu entziehen. Eine im Rahmen der stationären und teilstationären Altenpflege vorgenommene explorative Studie beleuchtet diese Spannungsfelder. Die qualitative Untersuchung befasste sich mit der Frage nach den Werten, die für die Entscheidungsfindung relevant sind, und mit der Frage nach den ethischen Prinzipien, die das pflegerische Handeln bestimmen. Es wurde weiterhin die Aufmerksamkeit auf die Herausbildung signifikanter Problemkomplexe gerichtet. Die Ergebnisse dokumentieren die große Sensibilität dieser Berufsgruppe im Umgang mit ethischen Fragen, die in den folgenden Prinzipiensetzungen zum Ausdruck kommt:

- Prinzip der Unantastbarkeit der Würde
- Fürsorgeprinzip
- Prinzip der Sicherung der wirtschaftlichen Rechte der Bewohner
- Prinzip der Offenheit und Transparenz

Signifikante Konflikte zeigten sich in den Bereichen Geschäftsführung/Träger, Mitarbeiterinnen und Mitarbeiter, Medizinischer Dienst der Krankenkassen und Hausärzte. In der Mehrheit der Einrichtungen konnten Ansätze einer integrativen wirtschaftsethischen Konzeption festgestellt werden. Im Gegensatz dazu wurde in den übrigen Einrichtungen die klassische »Zwei-Welten«-Teilung zwischen Ökonomie und Ethik identifiziert. In Anknüpfung an die hier vorgestellte Untersuchung werden Modelle der Verteilungsgerechtigkeit im deutsch-schweizerischen Vergleich diskutiert.

2.1 Die Situation der stationären Altenpflege in der Bundesrepublik im Kontext der Pflegeversicherung

»Wir sind der Abfalleimer der Gesellschaft«, kommentierte ein Pflegedienstleiter resigniert die aktuelle Situation. Die stationäre Pflege hat seit In-Kraft-Treten der zweiten Stufe der Pflegeversicherung (1. Juli 1996) viele Umstrukturierungen durchlaufen. Durch den dafür vorgesehenen Leistungsrahmen, der der ambulanten Pflege einen

Vorrang einräumt, haben die Alten- und Pflegeheime eine ganze Reihe von Rückschlägen erfahren. Dazu gehören z. B. die Zunahme des Hilfe- und Pflegebedarfs der Bewohner; dabei hat besonders der Anteil der Personen mit einer fortgeschrittenen Demenz drastisch zugenommen (vgl. *Hönig* et al. 2000) bei einem fortschreitenden Personalmangel.[1] Im Rahmen einer weiteren Untersuchung zu »*den Auswirkungen der 2. Stufe des Pflegeversicherungsgesetzes*« kommt *Laaser* (2000) sogar zu der erschreckenden Feststellung, dass die untersuchten Altenheime trotz guter personeller Ausstattung nicht einmal in der Lage waren, den zeitlichen Mindestanforderungen in der Grundpflege nachzukommen. Damit sind die nachfolgend dargestellten strukturellen Probleme bereits umrissen.

Der dem Pflegeversicherungsgesetz zu Grunde liegende eindimensionale Pflegebegriff, der nur die grundpflegerischen Tätigkeiten in der Leistungserfassung berechnet und Beratung oder psychosoziale Betreuung explizit ausklammert, trägt zu einer Kumulation der Benachteiligung für die älteren, pflegebedürftigen Menschen bei. Leidtragende sind insofern auch die Alten- und Pflegeeinrichtungen, deren Auftrag darin besteht, sich um diese benachteiligten Personen und die dazugehörigen Angehörigen zu kümmern.[2] Ältere, demente und pflegebedürftige Heimbewohner haben auf Grund der Einstufungsprobleme durch den Medizinischen Dienst der Krankenkassen (MDK) – die wiederum auf dem bereits beschriebenen eindimensionalen Pflegebegriff beruhen – eine überdurchschnittlich hohe Selbstbeteiligung zu erbringen oder sind überproportional häufig auf Sozialhilfeleistungen angewiesen. Diese strukturelle Benachteilung wird wohl auch in Zukunft bestehen bleiben. Zwar betont die aktuelle Gesetzesnovelle (Pflegequalitätssicherungsgesetz, Heimbewohnerschutzgesetz) die Stärkung der Selbstverantwortung der Kunden und Einrichtungen, jedoch bleibt das Grundproblem der aktuellen Unterversor-

gung und damit der aktuellen Einstufungspraxis bei Dementen weiterhin bestehen. Im Vergleich zu der früheren Handhabung im Umgang mit Pflegestufen hat sich seit Einführung der zweiten Stufe der Pflegeversicherung eine deutlich restriktivere Einstufungspraxis herauskristallisiert (vgl. *Laaser* et al. 2000). Neben der generellen Unterversorgung im Bereich der Grundpflege muss hinzugefügt werden, dass die psychosoziale Betreuung, die einen erheblichen Anteil aller erbrachten Leistungen in den Pflegeeinrichtungen darstellt und gerade bei der Pflege von demenzkranken Menschen eine große Bedeutung für deren Wohlbefinden hat, vollkommen unterfinanziert ist und dementsprechend nur unter erschwerten Bedingungen durchgeführt werden kann.

Im Kontext der Alten- und Pflegeheime sind die Leidtragenden der Verteilungsproblematik vor allem die Pflegedienstleitungen, da sie im Bereich des mittleren Managements eine Brückenfunktion zwischen Träger- und Bewohnerinteressen einnehmen. Aus diesem Grund steht diese Personengruppe auch im Mittelpunkt der in diesem Kapitel beschriebenen Studie.

Die vorliegende Untersuchung ging folgenden Fragestellungen nach:

- Welche Werte und Prinzipien sind für die Pflegemanager handlungsleitend?
- Welche ethischen Problemfelder werden von diesen Personen erlebt und wie gehen sie damit um?
- Welche wirtschaftsethischen Konzeptionen und ethischen Modelle sind für die Zukunft in der stationären und teilstationären Altenhilfe wünschenswert?

2.2 Die empirische Untersuchung

Im Rahmen der Studie (vgl. *Dibelius* 2001) wurden Leitungspersonen[3] in Altenpflegeeinrichtungen in Berlin interviewt. Die Zielsetzung der Untersuchung bestand in der Erfassung des Ethos und der Reflexion von Problemkonstellationen im Kontext des Pflegemanagements.

Im Rahmen der Interviews kristallisierten sich vier ethische Prinzipien als zentrale Handlungsmaximen der Pflegemanagerinnen und -manager heraus:

1. Prinzip der Unantastbarkeit der menschlichen Würde
2. Balance zwischen Fürsorge und Respekt gegenüber dem selbstbestimmten Handeln
3. Sicherung der wirtschaftlichen Rechte der Bewohner
4. Prinzip der Gerechtigkeit, Offenheit und Transparenz

Das Prinzip der Unantastbarkeit der menschlichen Würde nahm bei allen Pflegemanagerinnen und -managern die höchste Bedeutung im Hinblick auf die Kommunikation mit den Bewohnern, die Pflegequalität, die Bewohnerrechte und die Angehörigenbetreuung ein. In diesem Zusammenhang wurde stets die fehlende Zeit für die Kommunikation mit Bewohnern, deren Angehörigen und den Mitarbeiterinnen und Mitarbeitern beklagt. Der tägliche Kampf um Einstufung, Sachleistungen und Pflegehilfsmittel ist laut Aussage der Pflegedienstleitungen zu zeit- und energieaufwändig und lässt wenig Raum für die Kommunikation. Bezogen auf die strukturellen Rahmenbedingungen konnten die vier Konfliktfelder (1) Geschäftsführende Leitung, (2) Mitarbeiterinnen und Mitarbeiter, (3) Medizinischer Dienst der Krankenkassen (MDK), (4) Krankenkassen und Hausärzte identifiziert werden. Dabei stellte sich die Qualität der Kooperation mit der geschäftsführenden Leitung als das entscheidendste Kriterium für Pflegequalität und Mitarbeiterzufriedenheit heraus.

Es konnten zwei Gruppen von Pflegemanagerinnen und -managern ausgemacht werden. Zur ersten Gruppe zählten sechs Pflegemanagerinnen, die in ihrem beruflichen Handeln einen hohen Freiheitsgrad gegenüber der geschäftsführenden Leitung genossen. In diesen Einrichtungen wurden Ansätze eines integrativen wirtschaftsethischen Handelns[4] realisiert. Der zweiten Gruppe konnten fünf Personen zugeordnet werden, deren Kennzeichen ein geringer Freiheitsgrad gegenüber der geschäftsführenden Leitung war und in deren Einrichtungen eine separate Aufteilung zwischen Ökonomie und Ethik praktiziert wurde.

2.3 Diskussion der Ergebnisse

Die Untersuchungsergebnisse verdeutlichen, dass die hier befragten Pflegemanagerinnen besonderen Wert auf die Beziehungsgestaltung zu den Mitarbeiterinnen und Mitarbeitern und Bewohnern legen, ihr pflegeethisches Handeln also auf einem interaktiven Pflegeverständnis beruht. Es verwundert deshalb nicht, dass sie am meisten an der fehlenden Zeit und den Kürzungen im Bereich der Sachleistungen und Pflegehilfsmittel leiden. Die befragten Studienteilnehmer orientieren sich in ihrem ethischen Handeln einerseits an den allgemeinen Menschenrechten und andererseits an den individuellen Lebenslagen der Bewohner und Mitarbeiterinnen und Mitarbeiter. Aus der Sicht der befragten Pflegedienstleitungen hat die Kommunikation einen sehr hohen Stellenwert im Zusammenhang mit der Anerkennung der Würde des Individuums. *»Andere zu veranlassen, würdelos pflegen zu müssen, erlebe ich wie einen Angriff auf meine eigene Person«* (Pflegedienstleitung A). Diese Aussage belegt, wie schmerzlich die aktuellen Rahmenbedingungen erlebt werden und dass sie unweigerlich zur Aufgabe des Berufsethos und damit zur innerlichen oder äußerlichen Kündigung führen können. Die strukturellen Rahmenbedingungen der Pflege wie Personalmangel, die Betonung der grundpflegerischen Leistungen und die fehlende Abrechenbarkeit von psychosozialer Betreuung der Bewohner stehen einer guten pflegerischen Leistung und einer Berufszufriedenheit diametral entgegen. Deshalb ist eine Novellierung der Pflegeversicherung zur besseren Finanzierung von psychosozialer Betreuung und Beratung dementer Menschen und deren Angehörigen erforderlich, vergleichbar mit der Regelung der Tagespflege im ambulanten Bereich[5]. Wie bereits erwähnt, reichen die jetzigen Gesetzesnovellierungen nicht aus, um den genannten Problemen entgegenwirken zu können. Eine bessere Vernetzung mit den ärztlichen Kooperationspartnern ist im Sinne einer optimaleren Versorgung der Bewohner absolut notwendig. In diesem Zusammenhang ist auch auf die Situation in Großbritannien zu verweisen, wo Pflegekräfte über mehr Beratungskompetenzen und damit über einen größeren Handlungsspielraum verfügen.

Weiterhin hat die Geschäftsethik und die Gestaltung der ordnungspolitischen Mitverantwortung der Unternehmer einen entscheidenden Einfluss auf die Pflegequalität. Der Kooperation zwischen den Pflegemanagerinnen und -managern und der geschäftsführenden Leitung kommt dabei eine entscheidende Bedeutung zu. Ist die Beziehung von gegenseitigem Vertrauen und hoher Transparenz gekennzeichnet, so trifft die Pflegedienstleitung durchaus auch Entscheidungen, die nicht einseitig an den Profitinteressen der Träger ausgerichtet sind. In diesen sechs Einrichtungen scheinen die obersten moralischen Pflichten des Unternehmens, die den Bewohnern ein Höchstmaß an Lebensqualität und den Arbeitnehmerinnen und Arbeitnehmern einen sozialverträglichen Arbeitsplatz bieten, weitgehend im Einklang mit dem unternehmerischen Erfolgsstreben zu stehen. Auf diese Weise wird das »Erfolgsstreben« nicht verabsolutiert, sondern zur Diskussion gestellt. Die Pflegemanager/innen unterliegen weniger einer »von oben« angeordneten »Sachzwanglogik«, sondern kennen und nutzen ihre Handlungsfreiräume und -grenzen. In diesen Einrichtungen sind Ansätze einer integrativen wirtschaftsethischen Konzeption oder *Vernunftethik des Wirtschaftens* (vgl. *Ulrich* 1998) erkennbar. Für die Zukunft ist es unabdingbar, dass die Mitarbeiterinnen und Mitarbeiter dieser Einrich-

tungen ihr wirtschaftsethisches Handeln bewusster reflektieren und schriftlich verankern.

Im Gegensatz dazu herrscht in fünf Einrichtungen mit einer fehlenden Transparenz und Kooperation zur geschäftsführenden Leitung ein raues soziales Klima. Dies wirkt sich negativ auf die Arbeitsatmosphäre, die Motivation und Belastungsgrenze der Mitarbeiterinnen und Mitarbeiter und auch auf die Betreuungsqualität der Bewohner aus. Die Pflegedienstleitungen geraten schneller in die Rolle von »Sündenböcken«, die zwischen den Forderungen der Geschäftsleitung und denen der Pflegekräfte hin und her gerissen sind. Der Menschenrechtsdiskurs der Pflegedienstleitungen wird nicht in die Geschäftspolitik der Einrichtungen integriert, sondern separiert und ist somit wirkungslos. Die klassische »Zwei-Welten«-Konzeption zwischen »Ethik« und »Ökonomie« findet hier ihren Niederschlag durch eine geschlechtsspezifische und hierarchische Rollenaufteilung. Aus den Interviews mit den Pflegemanagerinnen und -managern lässt sich schließen, dass sich die – mehrheitlich männlich besetzten – Geschäftsführungen den Marktgesetzen verpflichtet fühlen und auch danach handeln. Die Pflegedienstleitungen – mehrheitlich weiblich – versuchen eine »Korrektur« dieser Ausrichtung zu erreichen, an der sie aber schwer zu tragen haben und häufig auch scheitern. Für die Zukunft wäre den betreffenden Einrichtungen eine Supervidierung ihrer Arbeitsprozesse anzuraten, um die Widersprüche in der Organisationskultur aufzudecken und gegebenfalls die verschiedenen Vorstellungen von professioneller Pflege und Unternehmensethik in Einklang zu bringen.

Die Untersuchung verdeutlicht die Komplexität der Betreuungssituation von alten, dementen Menschen in Altenheimen und den ethischen Handlungsbedarf seitens des Pflegemanagements. Die Ergebnisse spiegeln – entgegen der landläufigen Auffassung – die hohe Sensibilität der Berufsgruppe der Pflegemanagerinnen und -manager im Umgang mit wirtschaftsethischen Fragen wider. In der Mehrheit der untersuchten Einrichtungen gibt es, trotz der bestehenden Personalprobleme und der strukturell verursachten Problemfelder, Anzeichen für ein am integrativen wirtschaftsethischen Ansatz ausgerichtetes Handeln. Solche Altenpflegeheime sollten politische Unterstützung erhalten, um ihre modellhaften Ansätze weiterentwickeln zu können.

Hieraus ergeben sich weiterführende ethische Fragestellungen, die die Ökonomisierung im deutschen Gesundheitswesen problematisieren:

1. Welches Problembewusstsein gibt es in der Bundesrepublik zum Thema »Ökonomisierung des Gesundheitswesens« und speziell zur Rationierung von Gesundheitsleistungen für ältere Menschen?
2. Wie wird im europäischen Ausland, wie z. B. der Schweiz, über dieses Thema diskutiert?
3. Wie können sich die Wirtschafts- und die Pflegeethik gegenseitig befruchten, ohne im Widerspruch zu stehen?

2.3.1 Die verdeckte Rationierung von Gesundheitsversorgung für ältere Menschen in deutschen Altenpflegeheimen

Kritische Stimmen zur Lage der Altenheime sind in der Bundesrepublik unüberhörbar geworden. Neben der häufigen Skandalberichterstattung der Presse über die »Verwahrlosung« von Heimbewohnern gibt es eine Fülle von wissenschaftlichen Untersuchungen (vgl. *Hönig* 2000 u. a.), die sich dieser Problematik widmen. Von zentraler Bedeutung sind in diesem Zusammenhang, abgesehen von den Behandlungs- und ökonomischen Fragen, die ethischen Probleme. Verschiedene Memoranden seitens der Wohlfahrtsverbände[6] und kommunale Soforthilfeprogramme[7] haben den dringenden Handlungs- und Verbesserungsbedarf seitens der gesetzlichen Rahmenbedingungen deutlich gemacht. So fordert die For-

schungsgemeinschaft »*Menschen in Heimen*« im Zusammenhang mit einer Enquêtekommission die unverzügliche Auflösung der Heime. Sie betrachten das heutige Heimsystem als ein Relikt aus dem 19. Jahrhundert, in dem im »*Konfliktfall die Institutionenzentrierung Vorrang vor der Personenzentrierung hat*« (vgl. *Dörner* u. a. 2001). Demnach sind in »*Heimen die Grundrechte der Bewohner bedroht*«. Die oft passiven Verhaltensweisen vieler alter Menschen sind Folge dieser autoritären Heimstrukturen. Für die zukünftige Versorgung fordern *Dörner* et al. »*unter Berücksichtigung sowohl der Grundrechte als auch der versorgungspolitischen, ökonomischen und gesellschaftlichen Ressourcen das Heimsystem durch ein ambulant-kommunales Sorge-System ›zu‹ ersetzen bzw. dieses zum Grundmodell zu entwickeln.*«

Hier stellt sich jedoch die Frage, ob dieser Vorschlag angesichts der demografischen Entwicklungen – das deutsche Institut für Wirtschaftsforschung sagt bis zum Jahr 2020 eine Zunahme der pflegebedürftigen Menschen um mehr als 50 Prozent voraus, eine Million mehr als heute – nicht an der Realität vorbeigeht. Darüber hinaus gibt es eine Reihe von stationären und teilstationären Modell-Einrichtungen in der Bundesrepublik, die eine bewohnerbezogene und individuelle Pflege anbieten, besonders bei Menschen, für die eine häusliche Betreuung nicht möglich ist. Bei diesen Einrichtungen von Institutionen- statt Personenzentrierung zu sprechen, ist aber unangemessen. Diese Einrichtungen haben eine große Bedeutung für ein System, das allen unterschiedlichen Bedürfnissen gerecht werden will. Sie dürfen nicht einfach zu Gunsten der ambulanten Strukturen aufgelöst werden, sondern sollten politische Unterstützung durch bessere Rahmenbedingungen erhalten.

Neben den Fragen der Versorgungsform wird die ethische Dimension einer Rationierung[8] im Gesundheitswesen und die damit einhergehende Bedrohung der Grundrechte der Bewohner insbesondere in der stationären Altenpflege immer deutlicher. Rationierung evoziert negative Gefühle von Ungleichbehandlung, Verlust von Lebensqualität und Bedrohung durch Not- und Kriegszeiten. Für Ärzte und Pflegekräfte stellt die implizite Rationierung[9] oft ein nicht gelöstes Dilemma dar. So sprechen *Feuerstein* und *Kuhlmann* (1999) vom »*Mythos der Selbstbestimmung im Arzt-Patienten-Verhältnis*« und von dem »*neopaternalistischen*« Vorgehen der Mediziner. Sie beschreiben, in welcher Form der so genannte autonome Wille des Patienten abhängig von ärztlichen Informationen ist. Im Kontext der Altenheime drängen sich hier Parallelen auf. Bewohner sind bei wenig ausgeprägten Mitsprachestrukturen und eingeschränkter oder keiner Einwilligungsfähigkeit in hohem Maße von den Informationen und Entscheidungen des Betreuungspersonals abhängig. Insofern bleiben implizite Rationierungen in diesem Milieu relativ lange unerkannt. Die knappe Personalbemessung und das Fehlen von gerontopsychiatrischem Fachpersonal wird als die einschneidendste Rationierungsmaßnahme in den Altenheimen gesehen. Um den Personalmangel zu kompensieren, erhalten »unruhige« Bewohner häufig Beruhigungsmittel, die wiederum Nebenwirkungen wie Verwirrung und Sturzgefahr haben. Dies steht in krassem Kontrast zu der rationierenden Medikamentenvergabe von Alzheimer-Medikamenten oder Medikamenten, die zur Verbesserung der Nebenwirkungen von Alzheimer beitragen (vgl. *Beyreuther* 2001). Bekannt ist weiterhin, dass die für die Therapie unerlässliche Diagnostik von Alzheimer sehr häufig unterbleibt. Darüber hinaus gibt es empirische Untersuchungen über die positive Wirkung von Sozio- und Psychotherapie (vgl. *Hirsch* 2001), die in Altenheimen, wenn überhaupt, nur ansatzweise angeboten wird. Zusammenfassend kann die hier beschriebene Rationierung als Diskriminierung und »ageismus« gewertet werden. Das Problembewusstsein darüber ist in Fachkreisen als hoch einzuschätzen, auch auf Fachtagungen wird dieser Thematik ein breiter Raum zugestanden (vgl. *DGGG-Tagung* 2001). Inwiefern sich jedoch der nicht fachkundige alternde Bürger und potenzielle Bewohner eines Altenheims dieser impliziten Rationierungspraxis bewusst ist, darüber kann nur spekuliert werden. Zu vermuten ist, dass diese Problematiken im Detail unbekannt sind, auch wenn den durchschnittlichen Bundesbürger Zweifel an der optimalen Gesundheitsversorgung in Altenheimen ergriffen haben.

2.3.1.1 Die Debatten um die »Bezahlbarkeit von Gesundheitsleistungen« und die Thesen zur »Befähigungsgerechtigkeit«

Auf einem kürzlich abgehaltenen medizinethischen Workshop[10], der sich mit der Thematik der Rationierung von Gesundheitsleistungen bei älteren Menschen und der Bezahlbarkeit von ärztlicher und pflegerischer Versorgung beschäftigte, konnten folgende Schlussfolgerungen gezogen werden:

Die häufig behauptete Abhängigkeit zwischen demografischer Alterung und steigenden Gesundheitskosten sind unzutreffend (vgl. *Dabrock, Kühn, Felder* 2001), da die Höhe der Pro-Kopf-Ausgaben für Gesundheit unabhängig vom Altersaufbau einer Bevölkerung sind. Nicht die Hochaltrigkeit ist für die Höhe der Kosten verantwortlich zu machen, sondern die Nähe des Todeszeitpunktes. Insofern können die Pflegekosten für einen jungen und älteren Menschen zu deren Lebzeiten gleich hoch sein. Was die Kosten in die Höhe treibt, ist die letzte »Intensivpflegephase«, bevor die Person verstirbt (vgl. *Felder* 2001). Dies belegt folgender Ländervergleich: Schweden hat z. B. den höchsten Altenanteil, jedoch hat es unter allen OECD-Ländern Gesundheitsausgaben, die im Mittelfeld (13. Stelle) rangieren. Im Vergleich dazu liegen die USA, obwohl sie einen sehr viel geringeren Altenanteil in ihrer Bevölkerungsstruktur aufweisen, dicht hinter Schweden, nämlich an 15.

Stelle. Zu Recht schlussfolgert deshalb *Kühn* (2001): *»Wir haben kein Altersstruktur-, sondern ein Arbeitsmarktproblem.«* Was die ethische Legitimierung von der Rationierung der Gesundheitsleistungen für alte Menschen betrifft, übt *Dabrock* scharfe Kritik an Positionen, wie sie z. B. *David Callahan* (in: *Dabrock* 2001) formuliert hat. *Callahan* plädiert in bestimmten Situationen, z. B. bei infauster Prognose, unabhängig von der individuellen Lebenssituation dieses Menschen für eine Behandlungsunterlassung. Er ist der Meinung, dass der Mensch seine Endlichkeit akzeptieren muss und es deshalb moralisch vertretbar sei, das Individuelle bei der Urteilsfindung außen vor zu lassen. *Dabrock* kritisiert dieses Modell als *»moralischen Perfektionismus«*, der aus einem *»elitären Lebensmilieu«* stammt, und er lehnt deshalb eine Realisierung ab. Insgesamt hält er den Versuch für unmoralisch, *»ein einzelnes Kriterium ›Alter‹ exklusiv zum Entscheidungsmaßstab über Leben und Tod aufzuschwingen. Das ist gerade dann unmoralisch, wenn eine Vielzahl von Faktoren die Krise im Gesundheitswesen heraufbeschworen haben.«*

Das in Abgrenzung zu solchen Positionen vorgestellte Modell von *Dabrock* betont vielmehr *»die Einbettung des Alters- und Nähe-zum-Tode-Kriteriums in eine dem Grundsatz der Befähigungsgerechtigkeit ausgerichteten Gesundheitsversorgung (...) Notwendig ist eine Gesundheitsversorgung, die befähigt zu einer längerfristigen, leiblich-integral-eigenverantwortlichen Lebensführung zwecks Teilnahmemöglichkeit an interpersoneller Kommunikation. In der Präzisierung ›leiblich‹ sind die körperlichen, altersbedingten und sozialen Umstände menschlicher Lebensführung berücksichtigt.«* Damit wird die Kommunikation und nicht ein irgendwie geartetes normatives Lebenszeitmodell hervorgehoben. Hinzu kommt, dass dieses Kriterium umgeben sein muss von ergänzenden Gerechtigkeitsanforderungen wie Bedarf, Beteiligung, Verfahrenstransparenz, Kompensation für nicht erhaltene Leistungen auf einer untergeord-

neten Versorgungsstufe und Compliance[11]. Für *Dabrock* ergeben sich zwei Konsequenzen: Erstens soll das Kriterium der Altersangemessenheit Berücksichtigung finden, sodass Ausfallerscheinungen nicht als Krankheit, sondern als Alterserscheinungen[12] zu bewerten sind. Zweitens sollte eine Therapiezieländerung von der kurativen zur palliativen Medizin in der terminalen Phase eines sterbenden Menschen unter Beteiligung aller Verantwortungsträger stattfinden.

Von Interesse, da wegweisend, ist dieser lebensweltliche Ansatz vor allem auch aus gesundheitsförderlicher Sicht, die unabdingbar für ein modernes Pflegeverständnis ist. Denn in den Mittelpunkt wird die »eigenverantwortliche Lebensführung« – die Autonomie des Patienten, Kunden, Bewohners – gerückt, die von den Professionellen und Laien gefördert werden soll. Es wird von den betroffenen Personen ausgegangen und somit der Gefahr vorgebeugt, ein »Exklusivkriterium« wie Alter »unmoralischerweise« zu privilegieren. Dieses Modell setzt jedoch ein hohes hermeneutisches Fallverständnis bei den professionellen Helferinnen und Helfern voraus, was in der Praxis nicht immer anzutreffen und strukturell zurzeit auch nicht vorgesehen ist. Der von *Dabrock* gewählte Gesundheitsbegriff, den er selbst als »moderat« bezeichnet, ist vorbildlich, wird aber unter den jetzigen politischen Rahmenbedingungen sowohl in der stationären als auch in der ambulanten Pflege kaum umsetzbar sein. Jedoch sind auch bei diesem Ansatz Lücken zu konstatieren, wie etwa in schwierigen Grenzbereichen – z. B. im Umgang mit komatösen Personen – zu verfahren ist. Da die Todesnähe in den meisten Fällen nicht eindeutig diagnostizierbar ist, wäre die weiterführende Befähigung zur Kommunikation folgerichtig. In diesem Zusammenhang bleibt bei *Dabrock* unklar, ob es sich bei einem solchen Fall um eine »altersbedingte Ausfallerscheinung« handelt. Hier wird deutlich, wie schwer die Differenzierung zwischen »altersbedingten« und »krankheitsbedingten« Ausfallerscheinungen in der konkreten Situation zu treffen ist; vor allem dann, wenn der Patientenwillen nur über nonverbale Kommunikation oder stellvertretend über z. B. Angehörige feststellbar ist.

2.3.1.2 Eine »Option für die Schwachen«: Risiken der Entsolidarisierung mit alten und chronisch kranken Menschen

Zur weiteren Klärung des Fragenkomplexes der Verteilungsgerechtigkeit bietet sich das Konzept an, wie es in der von der Diakonie herausgegebenen Schrift »*Ethische Gesichtspunkte für die Debatte über die Rationierung im Gesundheitswesen*« (vgl. *Wagner* 2000) niedergelegt ist. Zunächst erfolgt eine Bestandsaufnahme der allgemeinen Probleme der Gesundheitspolitik. Im Besonderen wird dabei auf die implizite Rationierung im Gesundheitswesen hingewiesen. Dies wird durch zahlreiche Beispiele belegt. So wird ein breites Spektrum von Gesundheitsleistungen aufgeführt, die Patienten vorenthalten wurden: die Verweigerung einer Krebstherapie bei einer 40-jährigen Frau; die Verabreichung von weniger wirksamen, aber billigeren Medikamenten bei Schizophrenie-Patienten; die Absenkung der Qualität in der Pflege durch fehlende Hilfsmittel oder die Altersbegrenzung bei Kostenübernahme für die Frührehabilitation von Schlaganfallpatienten. Sodann werden folgende ethische Kriterien zur Beurteilung von Rationalisierung und Rationierung im Gesundheitswesen zur Diskussion gestellt:

»1. *Das durch die gesetzliche Krankenversicherung/Pflegeversicherung finanzierte Leistungsangebot muss sich*
   a) *am gesundheitlichen Bedarf,*
   b) *am Stand des medizinischen Wissens,*
   c) *am Prinzip der Effizienz und*
   d) *am Gleichheitsgrundsatz orientieren*[13].
2. *Die Würde kranker Menschen muss,*
   a) *ausgehend von einer Option für die Schwachen,*

   b) *durch die Wahrung der Grundrechte, die für das Gesundheitswesen als Patientenrechte konkretisiert werden, und*
   c) *durch eine von der medizinischen Indikation unabhängige Begegnungsqualität*
   d) *in den Einrichtungen des Gesundheitswesens geachtet werden.*
3. *Die Leistungen des Gesundheitswesens müssen so erbracht werden, dass gesunde und kranke Menschen in ihrer Fähigkeit zu einer eigenverantwortlichen integralen Lebensführung in ihren sozialen Bezügen gestärkt werden.*
4. *Die Verteilung von Ressourcen im Gesundheitswesen erfordert transparente, verlässliche und für die Betroffenen nachvollziehbare Verfahren.*«

Im Zusammenhang mit diesem Forderungskatalog an die Gesundheitspolitik wird ausdrücklich auch vor der Verschiebung der gesellschaftspolitischen Ebene auf die Patientenebene, mithin von der Makro- zur Mikroebene, gewarnt. Die Konflikte der Gesundheitsversorgung sollten demnach auf der Makro- und nicht auf der Mikroebene ausgehandelt werden. So sollten statt der impliziten Rationierung kriteriengeleitete explizite Bestimmungen verfasst werden. Bemerkenswert an dieser Konzeption ist die aufklärerische Absicht, die gängige diskriminierende Praxis durch ein kriteriengeleitetes Vorgehen zu verbessern. Auch hier wird, wie bei *Dabrock* (2001), der »Eigenverantwortung« – im Sinne eines gesundheitsförderlichen Lebensstils – ein zentraler Platz eingeräumt, stellt doch die »Solidarität mit den Schwachen« das Kernstück der christlichen Ethik dar. Die Absicherung von gesundheitlichen Risiken wird somit als Grundrechtshaltung verstanden. Dazu bedürfte es einer Stärkung der Patientenrechte. Problematisch ist allerdings die hier postulierte Abwägung eines gesellschaftlichen Nutzens. Daran knüpft sich die schwer zu beantwortende Frage an, von wem und in welcher Form dieser gesellschaftliche Nutzen definiert wird. Ebenso schwierig verhält es sich mit dem in dieser Schrift formulierten »Gleichheitsgrundsatz«, dass von »*der Solidargemeinschaft bedarfsgerechte gesundheitliche Leistungen nur dann finanziert werden, wenn sie allen Mitgliedern der Solidargemeinschaft im Bedarfsfall zur Verfügung stehen.*« Dieser Bedarfsfall ist fiktiv und damit schwierig zu ermessen, da Menschen immer unterschiedliche Bedürfnisse haben und die Vergleichbarkeit sehr schwer fällt. An dieser Stelle fehlt die Anbindung an den lebensweltlichen Kontext oder die konkrete Festlegung von Ausschlusskriterien.

Obwohl das Diakoniekonzept einige Ungereimtheiten aufweist, muss der Versuch, vor dem Hintergrund eines christlichen Menschenbildes Kriterien zu einer gerechteren Verteilung von Gesundheitsleistungen zu definieren, als Diskussionsbeitrag positiv gewertet werden. Ob sich dieses Konzept jedoch als praxistauglich – im Sinne einer Entscheidungshilfe für die vor Ort Verantwortlichen – für ethisch problematische Situationen erweist und mögliche Risiken wie die Altersdiskriminierung abzubauen hilft, darf aus den bereits genannten Gründen bezweifelt werden.

2.3.2 Altersrationierung in der Schweiz

Im Gegensatz zur Bundesrepublik Deutschland wird in der Schweiz eine lebhafte Debatte über die Rationierung im Gesundheitswesen geführt. Besonders bekannt geworden ist die in Zürich erschienene, sehr aufschlussreiche Untersuchung von *Schelling* und *Wettstein* (2000). In der Stichprobe werden zwei Gruppen von älteren Probanden[14] erfasst. Eine Gruppe kommt vorwiegend aus dem Gesundheits- und Sozialwesen, bei der anderen Gruppe handelt es sich um pensionierte Kaufleute. Die Befragung fand im Zusammenhang mit einer vorhergehenden Schulung statt[15]. Folgende Ergebnisse sind für die hier aufgeworfenen Fragestellungen von Interesse:

- Die Mehrheit der befragten älteren Probanden sind der Meinung, dass Rationierung schon lange stattfindet. Die Mehrheit der Befragten befürwortet dies. Nur ein Sechstel der Probanden lehnten sie prinzipiell ab.
- Die Probanden sind der Auffassung, dass die Rationalisierungsreserven nicht genügend ausgeschöpft werden. Es wird die Unterscheidung zwischen personenunabhängig universalistischen[16] und personenbezogenen[17] Kriterien gemacht.
- Die Untersuchungsteilnehmer äußern sich differenziert über Finanzierungsmodelle und befürworten eine Stärkung der Patientenrechte. Erstaunlicherweise sollen hochbetagte und demente Menschen nach Auffassung der befragten Senioren nicht über ihr Schicksal entscheiden dürfen.
- Insgesamt werden universalistische Rationierungskriterien und demokratisch legitimierte Entscheidungsprozesse gefordert.

Selbst wenn hier das gängige Vorurteil zur Demenz und Hochaltrigkeit Bestätigung findet und die personenunabhängigen Kriterien einer Konkretisierung bedürften, so wird doch die Problematik einer impliziten Rationierung von Gesundheitsleistungen aus der Sicht von älteren Menschen voll erkannt und die Forderung nach expliziten Bestimmungen daraus gefolgert. Hier ergibt sich eine Übereinstimmung mit den Forderungen des Diakoniekonzeptes (vgl. *Wagner* 2000).

2.3.2.1 Das Schweizer Manifest der »unabhängigen interdisziplinären Arbeitsgruppe«: Aufforderung zum Dialog

Einen weiteren wichtigen Beitrag zur Rationalisierungsdebatte lieferte die so genannte »Unabhängige interdisziplinäre Arbeitsgruppe« (1999). Rationalisierung soll danach nicht von den politischen Instanzen als Rationierung getarnt und den Akteuren des

Gesundheitswesens zugeschoben werden. Erst wenn strukturelle Veränderungen zur Kostendämmung nicht ausreichen, dürfen individuelle Leistungen und Mittel rationiert werden. Folgende Regeln werden vorgeschlagen, um einer strukturellen Rationierung als Diskussionsgrundlage vorzubeugen:

1. Solidarität
2. Vorrang des aktuellen, angemessenen medizinischen Handlungsbedarfes
3. Neugewichtung der Geldverteilung in der medizinischen Forschung
4. Zurückhaltung bei der Einführung von Neuerungen zu Lasten der Solidargemeinschaft
5. Beschränkung der Leistungsanbieter
6. Transparenz zwischen Leistungsanbietern und Industrie
7. Verbesserung des Zusammenspiels von Bund und Kantonen
8. Institutionenübergreifende Gestaltung der Handlungsabläufe bei einer Behandlung und/oder Betreuung eines Menschen (vgl. *Unabhängige interdisziplinäre Arbeitsgruppe* 1999)

Diese Regeln appellieren an die ordnungspolitische Mitverantwortung von Politikern und Unternehmen und machen die gesellschaftspolitische Dimension der Rationierung deutlich. Ein solches Regelwerk ist sicherlich sehr hilfreich für den Dialog zwischen den unterschiedlichen Instanzen und Vertretern des Gesundheitswesens.

2.3.2.2 Züricher Konzept zur Prioritätensetzung in der Pflege

Schließlich ist hier ein pflegerisches Konzept zu nennen, das im *Zentrum für Entwicklung und Forschung in der Pflege* am Züricher Universitätsspital zusammen mit der Pflegedienstleitung entwickelt wurde (ZEEP 1999). Mit Hilfe dieses Konzepts sollte dem akuten Personalnotstand entgegengewirkt und einer gefährlichen Pflege vorgebeugt werden. Demzufolge sollten in

einer Notsituation vor allem die Interaktionen zwischen den Pflegekräften und den zu Pflegenden in den Bereichen der Prävention und der pflegetherapeutischen Interventionen rationiert werden. Weiterhin werden Einschränkungen in den Bereichen Zuwendung, Information und Kommunikation sowie interdisziplinäre Maßnahmen vorgeschlagen. Alarmierend ist, wie häufig das hohe Gut der »Kommunikation« und damit die ethische Fundierung der Pflege dem Rotstift anheim fällt. Eine Pflege ohne Kommunikation trägt jedoch zur Verletzung der Menschenwürde bei. Menschen würden dann nur noch wie ein Stück »Holz« (vgl. *Elsbernd/Glane* 1996) gepflegt. Eine Mehrheit der Pflegekräfte sprach sich gegen das Modell aus, da sie es als unethisch empfanden, was letztendlich die Umsetzung in die Praxis verhinderte[18]. In der Öffentlichkeit sorgte dieses Papier für große Empörung. Auf heftige Kritik stießen u. a. die Kategorisierungen der Patienten. Personen mit »*gesundheitsschädigendem Verhalten*« wie Drogen- oder Alkoholabhängige sowie Patienten mit schweren oder chronischen Erkrankungen hätten damit rechnen müssen, von dem Uni-Spital in andere Institutionen verlegt oder entlassen zu werden. Begrüßt wurde jedoch die öffentliche Diskussion des Themas und die Erkenntnis, dass »*die Pflege kein beschränktes Rationierungskonzept braucht, sondern eine auch mit der Ärzteschaft und der Politik abgestützte Diskussion über die Prioritätensetzung, damit ›nicht eine Pflegedienstleitung nach der anderen frustriert das Handtuch wirft‹*, wie sich Arnold, der Pflegedienstleiter, ausdrückte.« (vgl. ZEEP, Stadt Zürich, Tages-Anzeiger, 10. 12. 1999). So kann *Schwerdt* (2001) zugestimmt werden, die hinsichtlich des Züricher Konzepts zu dem Schluss kam, »*dass die Auseinandersetzung mit Rationierung und Rationalisierung durch Pflegende noch immer tabuisiert ist*«, und es konnte aufgezeigt werden, »*dass der anvisierte ›Ausnahmezustand‹ häufig bereits ›Normalzustand‹ ist*«, was wiederum durch die Ergebnisse der hier vorgestellten Studie bestätigt wird.

2.3.3 Integrative Wirtschaftsethik

Die Wirtschaftsethik befasst sich als wissenschaftliche Disziplin mit der »*Reflexion der Wechselbeziehungen zwischen Wirtschaftswissenschaft und Ethik.*« (vgl. *Suranyi-Unger* 1965). Dabei ist zu berücksichtigen, dass die ursprüngliche Bedeutung von »wirtschaften« so viel wie »Werte schaffen« bedeutet (vgl. *Ulrich* 1998). Diese Dimension des »richtigen« Wertens und Bewertens ist jedoch, so die Auffassung der St. Galler Schule, der modernen Ökonomie abhanden gekommen. Sie hat sich von den sinnstiftenden, lebensweltlichen Bezügen der Menschen losgesagt und einer so genannten Wertneutralität verschrieben. Um dies argumentativ zu belegen, stellt *Ulrich* (1998) drei grundlegende Erscheinungsformen des gegenwärtigen Ökonomismus fest:

1. Verselbstständigung der ökonomischen Rationalität
2. Verabsolutierung des Kosten-Nutzen-Denkens
3. Normative Überhöhung der Logik des Marktes

Somit sprechen die Vertreter der integrativen Wirtschaftsethik (St. Galler Schule) von der »Sachzwanglogik« des Marktes, deren normative Überhöhung unter anderem in der protestantischen Prädestinationslehre ihren Ursprung hat. *Ulrich* kritisiert den »*Schein der Wertfreiheit oder ethischen Neutralität*« der reinen Ökonomik. Die so genannte »Zwei-Welten«-Konzeption von Ethik und Ökonomie soll demgegenüber überwunden werden, indem der normative Gehalt der ökonomischen Rationalität ergründet wird. Die ethische Vernunft soll in eine »*umfassende regulative Idee vernünftigen Wirtschaftens*« integriert werden. Unternehmensethik ist danach nicht als äußere Grenze, sondern als innere Grundlage des unternehmerischen Erfolgsstrebens zu konzipieren. Das heißt nicht, dass ein Verzicht auf geschäftliche Erfolge erwartet wird, sondern die Quintessenz des integrativen Ansatzes lautet: »*Es ist nicht alles unmoralisch, was unternehmerischen Erfolg bringt – und auch nicht alles unwirtschaftlich, was ethisch verantwortbar und sinnvoll ist.*« (*Ulrich* 1999) Die in diesem Text dargestellten Studienergebnisse belegen, dass die Wirtschafts- und die Pflegeethik nicht zwangsläufig im Widerspruch stehen müssen, sondern sich gegenseitig positiv beeinflussen können. Günstige Voraussetzungen dazu sind flache Hierarchien und kooperationsfähige Pflegedienst- und geschäftsführende Leitungen. Das bereits in manchen Einrichtungen praktizierte Modell der Übernahme von Trägerverantwortung seitens der Pflegedienstleitungen gilt als vorbildlich, um die hier gezeigten wirtschaftsethischen Problemfelder zu vermindern oder sogar zu lösen.

Zusammenfassung

Aus pflegeethischer Sicht lässt sich folgendes Resümee ziehen: Die deutschen und schweizerischen Modelle und Diskussionsforen haben wesentlich zur Klärung des Sachverhalts beigetragen, da sie der bis dato weit verbreiteten Tabuisierung der Rationalisierung und Rationierung im Gesundheitswesen und speziell in der Pflege entgegenwirken. Eine solche öffentliche Diskussion über die expliziten Modelle und Kriterien der Rationierung im Gesundheitswesen ist überfällig. Sie fördert nicht zuletzt das Problembewusstsein über die als unmoralisch zu wertende Praxis der impliziten Rationierung. Als gemeinsame Forderung kann hier festgehalten werden, dass Fragen der Verteilungsgerechtigkeit im Gesundheitswesen nicht ohne Dialog der jeweiligen Interessensvertreter zu lösen sind und keineswegs den zuständigen Politikern überlassen werden sollten. Zukünftig wird darauf zu achten sein, dass Lösungen nicht zu Lasten einzelner Gruppen, wie z. B. der alten Menschen, angestrebt werden. Auch hier ist weit verbreiteten Vorurteilen zur Finanzierbarkeit des Gesundheitswesens entgegenzuwirken. Höchst problematisch aus ethischer Perspektive ist vor allem die Tatsache, dass das Recht der Patienten auf »Kommunikation« weithin immer noch aus Kostengründen vorenthalten wird (vgl. ZEEP 1999). Da aber die Kommunikation Basis jeglichen pflegerischen Tuns ist, ist sie unabdingbar für eine Verteilungsgerechtigkeit im Gesundheitswesen. Ohne diesen Subjektbezug drohen Verteilungsfragen normativ, expertokratisch und ohne Beteiligung der Betroffenen gelöst zu werden. Die hier vorgestellten kriteriengeleiteten Modelle sind ein Schritt in die richtige Richtung, bedürfen aber der inhaltlichen Ausdifferenzierung und Konkretisierung, um in der pflegerischen Praxis als Leitlinien eingeführt werden zu können. Dass die Ökonomie und die Ethik aus Sicht der integrativen Wirtschaftsethik zusammengehören, belegen die Ausführungen der St. Galler Schule und die hier vorgestellten Studienergebnisse. Für die Zukunft sind öffentliche Stellungnahmen von Pflegekräften und Pflegemanagerinnen und -managern zu den drängenden wirtschaftsethischen Fragen im Gesundheitswesen und der Unternehmensethik erforderlich. Ebenso ist die vermehrte Beteiligung der Berufsgruppenvertreter in politischen Gremien unausweichlich, um ihre Interessen besser durchzusetzen.

Anmerkungen

1 Die Ergebnisse einer Untersuchung von 15 ausgewählten Alten- und Pflegeheimen in Mannheim zwischen 1997 und 1998 belegen eine Zunahme der Bewohner mit demenzieller Erkrankung von 16,5 % auf 69,8 % und eine Abnahme der beschäftigten Pflegekräfte von 585 auf 513.

2 So konnte in einer Untersuchung über die Krankheitskosten bei Patienten mit Alzheimer-Erkrankung in Deutschland (Hallauer et al. 2000) nachgewiesen werden, dass die höchsten finanziellen Belastungen die Familien (rd. 58.100 DM pro Jahr und Patient) tragen und dass die Kosten für die Betroffenen in der Pflegestufe III am höchsten sind.

3 **Untersuchungsgruppe und Methode:** Die Studie wurde in 8 stationären und 3 teilstationären Einrichtungen der Altenpflege in Berlin durchgeführt. Die 3 teilstationären Einrichtungen wurden als Vergleichsstichprobe vorgenommen, dazu zählen 2 Tagespflege- und 1 Kurzzeitpflegeeinrichtung. Bei der Stichprobenauswahl wurde auf eine Normalverteilung der unterschiedlichen Einrichtungsgrößen, der Trägerart und der Region geachtet. Die Einrichtungsgröße variiert bei den Pflegeheimen von 35 bis zu 154 Bewohnern. Zu den Tages- und Kurzzeitpflegeeinrichtungen stehen zwischen 15 und 32 Besucherplätze zur Verfügung. Die Einrichtungen sind 8 kirchlichen und 3 privaten Trägern zugehörig. Regional liegen 4 Einrichtungen in südlichen Bezirken, eine Einrichtung in einem Bezirk der Stadtmitte, 6 Einrichtungen im Norden und Osten (davon 2 Einrichtungen im ehemaligen Ostteil der Stadt). Es wurde das qualitative, problemorientierte Interview als methodische Herangehensweise gewählt. Die im Durchschnitt anderthalbstündigen Interviews wurden im Herbst 2000 am Arbeitsplatz der Befragten durchgeführt, die Aufzeichnungen anschließend transkribiert und in Anlehnung an das interpretative Verfahren von Lamnek (1995) inhaltsanalytisch ausgewertet.

4 Geht auf die Vertreterinnen der St. Galler Schule zurück (Ulrich 1998). Demnach soll die so genannte »Zwei-Welten«-Konzeption von Ethik und Ökonomie überwunden werden.

5 Demenzkranke sollen einmal wöchentlich Tages- oder Nachtpflege erhalten, ohne dass die dadurch entstehenden Aufwendungen mit der häuslichen Pflege verrechnet werden (Eckpunktepapier zur Förderung der Tagespflege als erster Schritt für eine bessere Versorgung demenzkranker Mitbürgerinnen und Mitbürger: Bundesministerium für Gesundheit 2000).

6 AWO: Memorandum zur Dementenbetreuung in Thüringen 2001

7 z. B. Frankfurt; Hamburg

8 Grundsätzlich ist Rationalisierung von Rationierung zu trennen. Rationalisierungsmaßnahmen dienen dazu, vorgegebene Ziele unter möglichst sparsamem Einsatz der verfügbaren Ressourcen zu erreichen.
Von Rationierung kann ausgegangen werden, wenn gesundheitlich notwendige Leistungen im Rahmen der Gesetzlichen Krankenversicherung nicht mehr uneingeschränkt zur Verfügung gestellt werden (Diakonie – Korrespondenz 2000, 4).

9 Explizite Rationierung findet statt, wenn gesundheitlich notwendige oder zweckmäßige Leistungen explizit begrenzt oder ausgeschlossen werden. Beispiele sind Leistungsausschlüsse durch Richtlinien des Bundesausschusses Ärzte-Krankenkassen (z. B. für die häusliche Krankenpflege).
Unter impliziter Rationierung sind Maßnahmen zu verstehen, die zwar keine Leistung ausdrücklich ausschließen, aber die Inanspruchnahme von gesundheitlich notwendigen Leistungen mittelbar verhindert, z. B. durch Budgets oder bürokratische bzw. juristische Hürden beim Zugang zu Leistungen des Gesundheitswesens (Diakonie – Korrespondenz 2000, 4).

10 Vgl. Dokumentation des Workshops Medizinethik 2001 in Berlin zum Thema »Leben um jeden Preis«

11 Kooperationsbereitschaft des Patienten gegenüber seinen professionellen Helferinnen.

12 Unangemessen sind für ihn z. B. die intracytoplasmische Spermieninjektion als reproduktionsmedizinische Methode.

13 Zu a) Der gesundheitliche Bedarf muss objektiv diagnostiziert sein.

Zu b) Der Stand des medizinischen Wissens muss nachgewiesen werden, indem die Behandlung mit ihrem gesundheitlichen Nutzen offensichtlich wird.

Zu c) Das Prinzip der Effizienz fordert, dass die bedarfsgerechte Leistung unter möglichst sparsamer Verwendung der von der Solidargemeinschaft aufgebrachten Mittel erbracht wird.

Zu d) Nach dem Gleichheitsgrundsatz sollen von der Solidargemeinschaft bedarfsgerechte gesundheitliche Leistungen nur dann finanziert werden, wenn sie allen Mitgliedern der Solidargemeinschaft im Bedarfsfall zur Verfügung stehen. Es ist demnach denkbar, dass eine viel versprechende, aber kostenträchtige Therapie nicht von der Gesetzlichen Krankenversicherung getragen wird, weil sie nicht allen Betroffenen gewährt werden kann.

[14] Durchschnittsalter 64.

[15] Die Probanden wurden informiert zum Thema »Rationierung im Gesundheitswesen: Betagte als Opfer?«

[16] Als universalistische Kriterien werden z. B. die Lebensqualität nach der Behandlung und die Lebenserwartung genannt.

[17] Nationalität, gesellschaftliche Rolle, Selbstverschulden und kalendarisches Alter.

[18] Bemerkenswert ist vor allem das Engagement, mit dem die Diskussion über das Konzept geführt wurde, konnten sich die Beschäftigten am Universitätsspital Zürich doch über einen Zeitraum von vier Wochen dazu äußern.

Literatur

Arndt, M.: Ethik denken – Maßstäbe zum Handeln in der Pflege. Thieme, Stuttgart, New York 1998.

AWO Landesverband Thüringen e.V.: Memorandum zur Demenzversorgung in Thüringen. In: Deutsches Zentrum für Altersfragen (Hrsg.): Informationsdienst Altersfragen (Heft 3/4; 28. Jahrgang 2001).

Beyreuther, K.: Unveröffentlichter Vortrag, gehalten auf der DGGG-Tagung, Fachbereich IV in Kiel (27. September 2001).

Bundesministerium für Gesundheit: Infratest-Repräsentativerhebung, Bonn 1999.

Bundesministerium für Gesundheit: www.bmgesundheit.de, 2000.

Dabrock, P.: Dokumentation des Workshops Medizinethik vom 6.10.2001 in Berlin: Leben um jeden Preis? Zum »Therapieverzicht« im Alter aus ökonomischen Gründen, Evangelische und Katholische Akademie, St. Joseph-Krankenhaus: www.sjk.de, 2001.

Dibelius, O.: Im Spannungsfeld zwischen Ethik und Ökonomie. Pflege. Die wissenschaftliche Zeitschrift für Pflegeberufe (Heft 6/14. Jahrgang 2001).

Dörner, K. et al.: Auflösung der Heime. In: Dr. med. Mabuse 133, 2001.

Dokumentation des Workshops Medizinethik: Leben um jeden Preis? Zum »Therapieverzicht« im Alter aus ökonomischen Gründen, Evangelische und Katholische Akademie, St. Joseph-Krankenhaus: www.sjk.de, Berlin 2001.

Eckpunktepapier zur Förderung der Tagespflege als erster Schritt für eine bessere Versorgung demenzkranker Mitbürgerinnen und Mitbürger, Bundesministerium für Gesundheit www.bmgesundheit.de, Berlin 2000.

Elsbernd, A.; Glane, A.: Ich bin doch nicht aus Holz. Ullstein Mosby, Wiesbaden 1996.

Felder, S.: Alter und Kosten: Ein Kommentar aus der Sicht der Gesundheitsökonomie. Dokumentation des Workshops Medizinethik vom 6.10. 2001 in Berlin: Leben um jeden Preis? Zum »Therapieverzicht« im Alter aus ökonomischen Gründen, Evangelische und Katholische Akademie, St. Joseph-Krankenhaus: www.sjk.de, 2001.

Feuerstein, G.; Kuhlmann, E. (Hrsg.): Neopaternalistische Medizin. Der Mythos der Selbstbestimmung im Arzt-Patient-Verhältnis, Hans Huber, Bern, Göttingen 1999.

Hallauer, J.H. et al.: Untersuchung von Krankheitskosten bei Patienten mit Alzheimer-Erkrankung in Deutschland. In: Gesundheitsökonomie & Qualitätsmanagement 5, 2000.

Hirsch, R.D.: Sozio- und Psychotherapie bei Alzheimer. In: Zeitschrift für Gerontologie und Geriatrie, 2001.

Hönig, T. et al.: Hilfe- und Pflegebedürftigkeit bei Bewohnern stationärer Altenhilfeeinrichtungen – Ergebnisse einer Verlaufsstudie in Mannheim. In: Entzian, H. et al. (Hrsg.): Soziale Gerontologie. Forschung und Praxisentwicklung im Pflegewesen und in der Altenarbeit. Mabuse, Frankfurt a. M. 2000.

Kühn, H.: ›Rationierung‹ medizinischer Leistungen nach Alterskriterium aus wirtschaftlichen Gründen? Dokumentation des Workshops Medizinethik vom 6.10.2001 in Berlin: Leben um jeden Preis? Zum »Therapieverzicht« im Alter aus ökonomischen Gründen, Evangelische und Katholische Akademie, St. Joseph-Krankenhaus: www.sjk.de, 2001.

Laaser, U. et al.: Auswirkungen der 2. Stufe des Pflegeversicherungsgesetzes auf die Versorgung im stationären Bereich der Altenhilfe. In: Pflege. Die wissenschaftliche Zeitschrift für Pflegeberufe 13, 2000.

Lamnek, S.: Qualitative Sozialforschung. Band 2, Methoden und Techniken. Beltz, Weinheim 1995.

Suranyi-Unger, T.: Wirtschaftsethik. In: Handbuch der Sozialwissenschaft (HD-SW) Bd. 9, Thieme, Stuttgart 1965.

Schelling, H.R.: Wettstein, A.: Einstellungen von Seniorinnen und Senioren zur Rationierung im Gesundheitswesen – vor und nach einer Vorlesungsreihe. Praxis – Schweizerische Rundschau für Medizin, 89, Nr. 29/39, 2000.

Schwerdt, R.: Pflege im Prozess ihrer Professionalisierung und Qualitätsentwicklung. Prolegomena zu einer Wirtschaftsethik der Pflege. In: Kuratorium Deutsche Altershilfe (Hrsg.): Ethische Fragen der Altenhilfe, Dokumentation einer KDA-Fachtagung am 10. November 2000, Köln 2001.

Ulrich, P.: Integrative Wirtschaftsethik. Grundlagen einer lebensdienlichen Ökonomie. 2. Aufl. Haupt, Bern, Stuttgart, Wien 1998.

Unabhängige interdisziplinäre Arbeitsgruppe 153: Manifest für eine faire Mittelverteilung im Gesundheitswesen. Pr. Internet, Focus (6), 1999.

Wagner, A.: Ethische Gesichtspunkte für die Debatte über die Rationierung im Gesundheitswesen. Diakonie Korrespondenz, Positionen und Konzepte aus dem Diakonischen Werk der Evangelischen Kirche in Deutschland (11/00), Zentraler Vertrieb der EKD, Leinfelden-Echterdingen 2000.

Zentrum für Entwicklung und Forschung in der Pflege des Universitätsspitals Zürich (ZEEP) (1999): Bericht über die Vernehmlassung zum Konzeptentwurf zur Setzung von Prioritäten in der Pflege: www.pfl.usz.ch/zeffp/stellungnahme_prioritaeten.

3. »Management-by-heartbeat mache ich hier nicht!« Ethisches Handeln im Pflegemanagement. Eine qualitative Untersuchung

Nicola Bauer, Siegfried Fauser, Stefanie Kämper, Erik Schwarz, Daniela Sulmann, Annette Röhrbein (Deutschland)

Abstract

Basis dieses Kapitels ist eine empirische Untersuchung, die Studentinnen und Studenten des Studiengangs Pflegemanagement an der Evangelischen Fachhochschule Berlin durchführten. Dabei wurden Führungskräfte aus pflegerisch-ambulanten und stationären Bereichen zu folgenden Fragestellungen interviewt:

- Welche Werte bringen Führungskräfte aus dem Pflegemanagement zum Ausdruck?
- Lässt sich ihr Handeln eher dem pflegerischen- oder dem Management-Handeln zuordnen?
- Berufen sich Pflegemanager mehrheitlich auf eine Care-Philosophie oder auf das ökonomisch begründete zweckrationale Handeln?
- Fühlen sie sich einem Spannungsfeld zwischen diesen beiden Polen ausgesetzt?

Die Ergebnisse haben die Dimensionen Verantwortung, Macht und Entscheidungsfindung aus der Sicht der Führungskräfte zum Gegenstand. Beispielsweise wird darauf eingegangen, dass sich die Führungskräfte vor dem Hintergrund der aktuellen Sparpolitik im Umgang mit den vielfältigen Problemen ihrer Mitarbeiterinnen und Mitarbeiter überfordert fühlen. Verantwortung wird mehrheitlich als »innere« Selbstverpflichtung wahrgenommen und insofern stellen sich die Betroffenen sehr in Frage. Macht und Autorität werden überwiegend mit negativen Gefühlen besetzt und nicht unbedingt als Chance gesehen, auf Entscheidungsprozesse positiv Einfluss zu nehmen. Es stellt sich heraus, dass Pflegemanagerinnen und -manager, die reflektierter mit ihrer Macht umgehen können, weniger Konflikte und Ängste bei Entscheidungen erleben. Von allen Untersuchungsteilnehmern werden die unzureichenden Rahmenbedingungen thematisiert. Den Vertretern des Gesundheitswesens wird insgesamt ein zu zweckrationales Denken attestiert, das für wertebezogene Orientierungen zu wenig Diskussions- und Handlungsraum bietet.

3.1 Einleitung

Die hier vorliegende Untersuchung basiert auf der kritisierten Diskrepanz zwischen der theoretischen Ausrichtung des Studiums und der pflegerischen Praxis. In der Praxis scheinen die allgegenwärtigen »Sparprobleme« alles zu überlagern. Insofern wirkt der Raum für konzeptionelle Entwicklungen, insbesondere im Bereich der Pflegewissenschaft und Ethik, sehr klein. Dies ist das Ergebnis einer jahrelangen Entwicklung in der Pflege, die einerseits eine immer dünner werdende Personaldecke in den Einrichtungen zur Folge hat. Andererseits machen sich die aktuellen Trends in zu gering veranschlagten Zeiten für den einzelnen Patienten und den knapper werdenden Ressourcen bemerkbar. Doch der an einseitig ökonomischen Kriterien ausgerichteten Handlungsweise steht die folgende Aussage von *Böhle* et al. gegenüber: »*... nicht das zweckrationale, sondern das erfahrungs- bzw. situationsgeleitete ›subjektivierende Arbeiten‹ ist in der Pflege das effektivere, weniger aufwendige und damit letztlich auch wirtschaftlichere Vorgehen.*« (vgl. *Böhle* 1997) Diese Aussage scheint für die in der Praxis Tätigen aber ohne jede Bedeutung zu sein. Für die Autorinnen und Autoren war sie jedoch ein Ansporn, Recherchen zu diesem Thema vorzunehmen.

Die Arbeitsthese: Pflegekräfte und Manager befinden sich in einem Zwiespalt zwischen einem zweckrational-ökonomischen und einem situativ-kommunikativen Handeln. Durch die neuen Gegebenheiten und Bedingungen im Gesundheitswesen verschärft sich dieses Spannungsfeld zunehmend.

Dieses Kapitel konzentriert sich auf den Ausschnitt »Verantwortung und Macht von Führungspersönlichkeiten«. Einleitend wird der Begriff Verantwortung aus theoretischer Sicht beschrieben und diskutiert. Die Verantwortungs- und Gesinnungsethik von *Max Weber* (vgl. *Weber* 1988) und die Verantwortungsethik von *Hans Jonas* (vgl. *Jonas* 1979) werden näher beleuchtet. Hauptteil des weiteren Textes sind die Ergebnisse der Interviews[19] zu diesem Themenbereich. Es wird dargestellt, wie mit der individuellen Verantwortung und der damit verbundenen Macht »umgegangen« wird. Anhand der Interviewzitate fließen die authentischen Stimmen der Interviewpartner mit ein. Der zweite Teil des Kapitels thematisiert den Begriff und den Umgang mit Macht. Abschließend werden die Ergebnisse der Untersuchung diskutiert und zukunftsweisende Vorschläge formuliert.

3.2 Vom Umgang mit Verantwortung und Macht führender Persönlichkeiten im Gesundheitswesen

3.2.1 Die »Sandwich-Funktion« der Pflegemanager

Verantwortung und Macht sind zentrale Themen im Managementbereich. Zeitdruck und wirtschaftliche Zwänge können bei Führungskräften Entscheidungs- und Gewissenskonflikte hervorrufen. Hinzu kommt gerade bei Pflegemanagerinnen und -managern ein Rollenkonflikt, den die Pflegedirek-

torin eines Krankenhauses so zum Ausdruck bringt: »*Weil ich in der Krankenhausleitung bin, bin ich auch gezwungen, die wirtschaftliche Ebene nicht zu verlassen. Und da habe ich manchmal eine Sandwich-Funktion. Auf der einen Seite der Druck der Basis, die sagt: Wir brauchen, wir müssen. Auf der anderen Seite der Druck der finanziellen Schiene, der Leitungsebene. Und man sitzt genau dazwischen.*« (Interview XII, 41, unveröffentl. Projektarbeit, *Bauer* et al. 2000)

Das Pflegemanagement steht in den letzten Jahren auch angesichts der stark eingegrenzten ökonomischen Möglichkeiten und der hohen Ansprüche an Qualität vor Anforderungen, die ein neues Selbstverständnis der Führungskräfte herausfordert. Das so genannte »integrative Management« erfordert ein Umdenken. Es gilt, eine Struktur im Unternehmen zu entwickeln, die es ermöglicht, in Denk- und Dialogprozessen Gesamtzusammenhänge zu erkennen, und die eine gegenseitige Abhängigkeit von Entscheidungen berücksichtigt (vgl. *Bleicher* 1996). Damit bekommen die drei Managementfunktionen (1) Lenkung, (2) Gestaltung und (3) Entwicklung eine andere Gewichtung. Traditionell wurde die Funktion »Lenkung« überproportional hervorgehoben, nun sind vor allem die Aspekte »Gestaltung« und »Entwicklung« wesentlich.

Im Mittelpunkt dieses Wandels steht die Konzeption einer Organisationskultur, die durch eine offene Kommunikation geprägt ist und einen Wertekonsens aller am Unternehmen Beteiligten anstrebt (vgl. *Schröck* 1997). Das so genannte »kulturbewusste, normative Management« prägt den reflexiven Diskurs über gemeinsame Ziele und die Zukunftsgestaltung. Ebenso sollen Entwicklungs- und Lernprozesse gefördert werden. Und nicht zuletzt wird die einzelne Führungskraft erheblich von der Alleinverantwortung entlastet. Elementarer Bestandteil ist deshalb eine kollektive Verantwortlichkeit, die allerdings eine Auseinandersetzung mit dem eigenen Verantwortungsbewusstsein unerlässlich macht. Pflegemanagerinnen und -manager werden in diesem Zusammenhang mit Fragen konfrontiert, die nicht nur ökonomische, sondern auch ethische und rechtliche Dimensionen betreffen:

- Wie gestalte ich meinen Verantwortungsbereich?
- Teile ich Verantwortung, gebe ich Kompetenzen ab?
- Werde ich meiner Verantwortung gerecht?
- Wie groß ist mein Entscheidungsspielraum?
- Auf welche Weise und nach welchen Kriterien treffe ich Entscheidungen?
- Bin ich bereit, für die Folgen meiner Entscheidungen und meines Handelns einzustehen? Wie gehe ich mit meiner Macht um?

3.2.1.1 Der Begriff Verantwortung aus theoretischer Sicht

Verantwortung ist ein mehrdimensionaler Begriff, dessen Bedeutung mit Rechtfertigung, Verteidigung oder Für-etwas-Einstehen gleichgesetzt werden kann. Die traditionelle Verantwortungsethik bewegt sich um die drei Instanzen Gott, weltliches Gericht und Individuum (vgl. *Müller* 1992). Die Mehrdimensionalität von Verantwortung ergibt sich aus der Betrachtung verschiedener Relationen: Wer ist für etwas vor wem verantwortlich und welche leitenden Normen stehen dahinter? Dazu gibt es in der Literatur sehr unterschiedliche Antworten, die im Folgenden ausschnittsweise diskutiert werden.

Gesinnung und Verantwortung

Der Soziologe und Religionsskeptiker *Max Weber* rief Anfang des 20. Jahrhunderts zu einer ethischen Verantwortung auf, die die Handlungsfolgen in den Mittelpunkt stellt (vgl. *Kress* et al. 1997). *Weber* unterschied in seinem Werk »Politik als Beruf« (1988) zwischen einer Verantwortungsethik und einer Gesinnungsethik. Verantwortungsethisches Handeln ist aus seiner Sicht eine rationale

Mittel-Zweck-Abwägung sowie eine Abwägung zwischen voraussehbaren Folgen einschließlich etwaiger Nebenwirkungen des Tuns (vgl. *Kress* et al. 1997).

Weber zufolge reicht der gute Wille, die gute Gesinnung allein als Rechtfertigung nicht aus. Eine häufige Fragestellung aus dem Kontext des Pflegemanagements kann damit in Verbindung gebracht werden: Ist es im ethischen Sinne gut, wenn Mitarbeiterinnen und Mitarbeiter aus christlicher Nächstenliebe weiter beschäftigt werden, obwohl dadurch dem Konkurs des Betriebes Vorschub geleistet wird? Eine Pflegedirektorin spricht sich dagegen aus: »*Wenn drei Millionen fehlen und mehr Leistungen erbracht werden sollen, müssen Stellen gekürzt werden. Also haben wir gesagt: Wenn wir diese Sparmaßnahme ignorieren, stehen bald alle 1.300 Mitarbeiter auf der Straße.*« (Interview XIII, 36, ebd.)

Hier wird deutlich, dass Kündigungen von Mitarbeiterinnen und Mitarbeitern ihre ethische Rechtfertigung im Erhalt des Betriebes finden können. Die Probandin übernimmt Verantwortung für die Entscheidung des Direktoriums. Kündigungen gehören offenbar zu den schwierigsten Führungsaufgaben. Gerade deshalb ist es wichtig, sie nicht zu verdrängen oder gar an »den lieben Gott« abzugeben.

Weber kritisierte vor allem die religiöse Rationalität, die seiner Ansicht nach zu sehr darauf vertraute, dass Gott selbst den guten Erfolg jener Taten sichere, die aus gutem Willen oder einem reinen Gewissen erfolgen. Dennoch betonte er, dass Gesinnungsethik nicht mit Verantwortungslosigkeit und Verantwortungsethik nicht mit Gesinnungslosigkeit identisch sei (vgl. *Werner* 1994). Der Unterschied der beiden Ethiktypen liegt im Verantwortungsbereich für ein moralisches Subjekt, für den – hier exemplarisch aufgeführt – die Pflegedirektorin zuständig ist. In der Verantwortungsethik wird das ethische Handeln insbesondere an den Folgen, in der Gesinnungsethik mehr am Gewissen der Person gemessen. Verantwortungsethik kann als zukunftsbezogene Ethik für die rationalisierte Zivilisation verstanden werden, Gesinnungsethik ist der *»rückwärts-gewandte Protest gegen die entzauberte Welt«* (vgl. *Müller* 1992).

In der Literatur wird *Weber* immer wieder als Initiator der modernen Verantwortungs-ethik beschrieben. Der Soziologe *Werner* definiert Verantwortungsethik auf der Grundlage von Webers Ausführungen fol-gendermaßen: *»Verantwortungsethik ist eine Ethik, die moralische Normen beziehungsweise Handlungsmaximen unter Berücksichtigung der erwartbaren Handlungsfolgen zu bestim-men sucht.«* (vgl. *Werner* 1994)

Letztlich bleibt allerdings bei *Weber* die Frage nach der Begründung der Normen und Werte offen. Welchen Werten bei-spielsweise ein verantwortungsethischer Po-litiker verpflichtet ist, bleibt seine eigene Entscheidung. *Webers* Postulat der Wertfrei-heit impliziert auch, dass die Wahl zwischen Gesinnungs- und Verantwortungsethik reine Glaubenssache sei (vgl. *Müller* 1992). Eine Reflexion der normativen Kriterien, anhand derer die Handlungsfolgen abge-schätzt werden können, hat *Weber* zu stark ausgeblendet.

Zukunftsverantwortung

Im Gegensatz dazu versucht *Hans Jonas* den komplexen gesellschaftlichen und techni-schen Entwicklungen und der Unüberseh-barkeit der Handlungsfolgen mit seiner Auslegung von Verantwortungsethik ge-recht zu werden. Ausgehend von *Weber* fragt *Jonas* nach Mitteln, Zielen und Folgen vor allem des zweckrationalen Handelns (vgl. *Schwerdt* 1998). Sein *»Prinzip Verantwor-tung«*, das erstmals 1979 erschien, kann als Pflichtenethik eingeordnet werden, *»die ra-tionale und emotionale Elemente enthält und auf Werten basiert.«* (vgl. *Schwerdt* 1998). *Jo-nas* steht rationalen Einsichten skeptisch ge-genüber und bezieht Gefühle, Werte und Tugenden in seine Überlegungen mit ein. Dem verbreiteten Profit- und Geltungsstre-ben setzt er Tugendforderungen nach Selbstbescheidung, Furcht und überpersön-licher Verantwortung entgegen.

Dabei soll das Modell »Prinzip Verantwor-tung« ein Modell der »Zukunftsethik« im Sinne einer »Ergänzungsethik« sein, das auf die neuen komplexen Probleme einer hoch-technisierten Zeit antwortet. *Jonas* unter-scheidet zwischen Verantwortung als *»kausale Zurechnung begangener Taten«* und *»Ver-antwortung für Zu-Tuendes«*. Die kausale Zurechnung vergangener Taten, also die »personale Verantwortung« (vgl. *Werner* 1994), steht für ihn moralisch im Hinter-grund. Verantwortung soll Zwecke verfolgen, so z. B. seine Forderung nach Verantwor-tung gegenüber der Existenz der belebten Natur in der Zukunft. Diese »Zukunfts-ethik« versteht sich als eine prospektive Ver-antwortung für Zu-Tuendes. Beispielhaft hierfür das Zitat eines Geschäftsführers ei-ner ambulanten Pflegestation: *»Ich sehe uns durchaus auch in einem gewissen Rechtferti-gungsdruck, wie wir mit Geldern umgehen, die die Versicherten einzahlen. Dass die Kosten da-vonrennen, sehen wir ganz genauso und wir tragen auch eine gewisse Verantwortung dafür.«* (Interview VIII, 10, ebd.)

Das Verlangen nach Rechenschaft für ein Handeln, das Einstehen für das eigene Han-deln, bezeichnet *Jonas* zwar als moralisch, aber nicht als ethisch ausreichend. An dieser Stelle weist der von ihm beschriebene Ver-antwortungsbegriff eine Unzulänglichkeit auf: So kritisiert *Werner* beispielsweise, dass *Jonas* offenbar *»den Aspekt der normativ-per-sonalen Verantwortung völlig ignoriert.«* (vgl. *Werner* 1994). Auch *Schwerdt* ist der An-sicht, dass *Jonas'* Verantwortungsbegriff sich ungenügend auf den zwischenmenschlichen Bereich, speziell auf ungleiche Verhältnisse bezieht (vgl. *Schwerdt* 1998). *Schwerdt* zu-folge hätte Verantwortung dann als Pflicht gegenüber Abhängigen konzipiert werden müssen.

Individuelle Verantwortung

Der Mensch ist ein moralisches, d. h. ein an Werten und Normen gebundenes Wesen, das sich selbst im Zuge seiner kulturellen Entwicklung als verantwortlich definiert (vgl. *Kaufmann* 1995). Ein zentrales Thema der jüdisch-christlichen Kultur ist die Verantwortung des Einzelnen vor Gott. In diesem Sinne wurde der jüdisch-christliche Kulturkreis von der individualisierenden Vorstellung von Verantwortung – im Gegensatz zu einer Kollektivschuld oder Sippenschuld – geprägt. *Kaufmann* stellt die Frage nach den Bedingungen, unter denen Menschen zur Verantwortung herangezogen oder als verantwortlich erklärt werden: Er unterscheidet Verantwortung als *»Ergebnis einer Selbstverpflichtung«* und Verantwortung aus *»sozialer Zuschreibung«*. Verantwortung entsteht demnach aus einer normativen Selbstverpflichtung und diese moralische Verpflichtung des Individuums zur Verantwortung ist theologisch, tauschtheoretisch und subjektphilosophisch begründbar. Die soziale Zuschreibung der Verantwortung findet sich in ihrer reinsten Form in der juristischen Konstruktion von Verantwortung. Hier wird Verantwortung eingefordert, unabhängig davon, ob der Einzelne sich zu dieser Verantwortung bekennt oder nicht. Nach *Kaufmanns* Einschätzung liegt der Großteil aller Verantwortungsphänomene der Gesellschaft zwischen der moralischen Verantwortung aus Selbstverpflichtung und der Verantwortung aus bloßer Verursachung. Beispielhaft nennt er hier unter anderem die Aufgabenverantwortung. Gerade die *»Verbindung von der Selbstverantwortlichkeit und der Sozialverantwortlichkeit führt zu einer personalisierten Humanverantwortlichkeit.«* (vgl. *Lenk* 1997)

Die heute am weitesten verbreitete Auffassung von Verantwortung ist wohl die, dass derjenige, der eine Aufgabe übernommen hat, auch für ihre angemessene Erfüllung verantwortlich ist. Die Selbstverpflichtung, die Zuschreibung der Verantwortung und die Erwartungen Dritter überschneiden sich hier. Nach *Lenk* (1997) geht Verantwortung über die bloße Pflichterfüllung hinaus. *Kaufmann* fügt hinzu: Verantwortung ist eine *»Aufgabe, deren Lösung typischerweise im Voraus nicht feststeht«*, sondern die als Charakteristikum einen *»Handlungsspielraum auf Seiten des Verantwortungsträgers«* voraussetzt. Diesen Handlungsspielraum hat der Verantwortungsträger *»durch eine spezifische Qualifikation seiner Person«* auszufüllen.

Die Interviews zeigen, dass die meisten Befragten ihre Verantwortung für den Betrieb in selbstverständlicher Weise über ihre vertraglichen Pflichten hinausgehend betrachten. So kommentiert der Geschäftsführer einer privaten ambulanten Pflegestation: *»Als Chef trage ich eine große Verantwortung gegenüber den Patienten, die ich angenommen habe, und den Mitarbeitern. Also muss ich für meine Mitarbeiter Verantwortung übernehmen. Das ist ein wichtiger Bestandteil meines ethischen Handelns, denn sie müssen Entscheidungen treffen, die für die Gesamtheit wichtig sind. Sie werden aber auch immer wieder mit individuellen Problemen konfrontiert und müssen darauf auch verantwortungsvoll reagieren – und reagieren können. Das ist meine tägliche Arbeit.«* (Interview 2, 9, ebd.)

Verantwortung hat also etwas mit Risiko zu tun: *»Verantwortung bezieht sich somit auf risikoreiche Aufgaben, d. h. auf Aufgaben, bei denen vom Entscheider erwartet wird, dass er eine größere Anzahl von Gesichtspunkten in Betracht zieht, Alternativen abwägt und auf die Minimierung möglicher Schäden bedacht ist.«*

Die Aufgaben- oder auch Rollenverantwortung bezieht sich also auf die freiwillige Übernahme von Pflichten innerhalb eines bestimmten Handlungsbereiches. Verantwortlichkeit setzt ein, wenn *»die Definition und Kontrolle von Pflichten versagen.«* Verantwortlichkeit ist demzufolge eine innere Selbstverpflichtung für eine Aufgabe, fernab von Erwartungen und Verträgen. Bei den meisten der befragten Führungskräfte wird deutlich, dass ihre Verantwortlichkeit gegenüber dem Betrieb aus einer inneren

Selbstverpflichtung resultiert. Beispielhaft dazu der Geschäftsführer einer großen ambulanten Pflegestation: » *Ich möchte ja gerne, dass die Mitarbeiter einen gewissen Stolz haben, dass sie gerade hier in S. arbeiten. Als die Qualitätsprüfung erfolgreich abgeschlossen worden war, war ich richtig stolz auf unsere Arbeit. Hier kommt keiner mit dem Vorhängeschloss, um die Station zuzumachen, wie es ja schon diverse Pflegedienste erlebt haben.* « (Interview VIII, 12, ebd.)

Die Antworten nahezu aller Befragten lassen auch auf ein hohes Maß an Verantwortlichkeit gegenüber ihren Mitarbeiterinnen und Mitarbeitern schließen. Dazu gehören insbesondere Arbeitsplatzerhalt, gute Arbeitsbedingungen und Bildungschancen. Fast alle Befragten wollen stets für ihre Mitarbeiterinnen und Mitarbeiter ansprechbar sein und sie weitgehend in Entscheidungsprozesse mit einbeziehen. Eine Pflegedirektorin beschreibt das so: »*Ich bespreche das immer mit meinen Mitarbeitern, ich überlege gemeinsam mit ihnen, wie könnte man das machen, welche Dinge gehen, wo würde man am wenigsten Schaden anrichten?* « (Interview III, 3, ebd.)

Ein Geschäftsführer einer großen ambulanten Einrichtung macht deutlich, dass er sich seinen Mitarbeiterinnen und Mitarbeitern gegenüber weit über die vertraglichen Verpflichtungen hinaus verantwortlich fühlt und dass ihn seine christlichen Werte dabei leiten: »*Ich versuche auch, den Mitarbeitern immer wieder zu vermitteln: Wir können nur gemeinsam bestehen und wir müssen alle integrieren, weil jeder seinen Anteil hat. Jeder ist auf seine Weise wichtig. Ich merke zumindest, dass ein Großteil der Mitarbeiter da auch mitgeht. Das bedeutet natürlich für mich auch eine hohe Verantwortung. Ich muss diese Mitarbeiter dann auch bei allen Maßnahmen im Blick haben. Ich kann nicht einfach sagen: Uns geht es schlecht, wir brauchen 100.000 Euro – also müssen zehn Mitarbeiter gehen, damit das Geld da ist. So kann ich damit nicht umgehen, denn dann würde ich meinen Ansprüchen auch nicht gerecht werden.* « (Interview X, S. 13, ebd.)

Für die Mehrheit der Probanden steht die Verantwortung für die Fort- und Weiterbildung der Mitarbeiterinnen und Mitarbeiter im Vordergrund. Dabei wird versucht, sie durch ein vielseitiges Angebot zu motivieren. Häufig wird jedoch betont, dass viele diese Angebote nicht genügend wahrnehmen, ja, dass sie geradezu demotiviert seien. Einige der Befragten halten es für wichtig, die Mitarbeiterinnen und Mitarbeiter zu kulturellen Veranstaltungen einzuladen, im Sinne einer Horizonterweiterung und als Motivation. Fort- und Allgemeinbildung ihrer Mitarbeiterinnen und Mitarbeiter scheinen die Befragten also in ihren Verantwortungsbereich einzubeziehen. Darüber hinaus fühlen sich die meisten Probanden für die Arbeitsbedingungen – insbesondere der Pflegekräfte – verantwortlich. Jenseits der Gestaltung der Arbeitsbedingungen steht aber letztlich die Verantwortung der Führungskräfte für den Erhalt jedes einzelnen Arbeitsplatzes. Einige der Befragten äußern Ähnliches wie »schlaflose Nächte« vor der Kündigung eines Mitarbeiters und beschreiben Maßnahmen, die sie ergriffen haben, um dem Mitarbeiter den Weg der Arbeitssuche oder den Weg in die Rente zu erleichtern. Eine Pflegedirektorin, die gezwungen war, etliche Mitarbeiterinnen und Mitarbeiter zu entlassen, äußert sich folgendermaßen: »*Es war ein schmerzlicher Prozess, so viele Leute gehen zu lassen. Ich habe Gott sei Dank so viel Verbindungen, dass ich sie alle untergebracht habe.* « (Interview XIII, 39, ebd.)

Viele der befragten Führungskräfte beschreiben Konflikte, die durch ihre verantwortliche Rolle entstehen. Meistens handelt es sich um Probleme, in denen sich die Überforderung, die durch den großen und zum Teil widersprüchlichen Verantwortungsbereich entstanden ist, widerspiegelt. Eine Pflegedirektorin: »*Zwischendurch komme ich in eine Phase, wo ich sage: Ihr könnt mich alle mal im Mondschein besuchen – ich packe meine Koffer und gehe. Habe ich das nötig?* « (Interview I, 3, ebd.)

Der Wunsch, die Verantwortung nicht nur formal, sondern auch innerlich abgeben zu können, und der starke Druck, den die meisten Befragten äußern, steht auch hinter der Aussage einer engagierten Pflegedirektorin eines großen Krankenhauses: »*Es gab Situationen, in denen ich mein Amt niederlegen wollte. Aber dann erschien mir das als allzu bequemer Ausweg. Ich habe mich noch nie vor etwas gedrückt, also wollte ich auch jetzt aushalten. Dennoch: Manchmal denke ich, ich kann das nicht mehr verantworten und auch nicht mehr aushalten.*« (Interview III, 4, ebd.)

3.2.1.2 Verantwortungsvolles Entscheiden im Berufsalltag von Führungskräften

Entscheidungen sind ein großer und wichtiger Bestandteil im Berufsalltag von Führungskräften. In der Art und Weise, wie Entscheidungen getroffen werden, zeigt sich letztlich auch das wahrgenommene Maß an Verantwortlichkeit. Bei allen Entscheidungen stehen Führungskräfte in einem Spannungsfeld verschiedener Interessen, Anforderungen und Handlungsmöglichkeiten. Dazu gehören persönliche Wertvorstellungen, Unternehmensgrundsätze, Unternehmenspolitik und -kultur, Berufskodizes sowie gesellschaftliche Normen und Traditionen. Jede Problemsituation eröffnet verschiedene Handlungsmöglichkeiten, unter denen gewählt werden muss. Je komplexer eine Situation ist, um so größer ist die Zahl der Handlungsalternativen. Um eine Entscheidung in verantwortungsvoller Weise fällen zu können, sind Alternativen zur Abwägung der einzelnen Möglichkeiten notwendig (vgl. *Ulrich* 1991). Die zentrale Frage wird immer sein: »Was soll ich tun?« Diese Frage kann je nach Komplexität, Qualität, Interessen oder möglichen Konfliktpotenzialen ihren Sinn verändern. Je nach Problemstellung kann sie eine pragmatische, ethische oder moralische Bedeutung haben. Aber in allen Fällen wird es um die Begründung von Entscheidungen angesichts alternativer Handlungsmöglichkeiten gehen. Der Ge-

schäftsführer einer großen ambulanten Pflegestation berichtet, wie er bei schwierigen, sein Verantwortungsgefühl belastenden Entscheidungen Rat bei verschiedenen Stellen sucht: »*Aber letztlich muss ich das mit mir ausmachen. Da ist dann niemand mehr.*« (Interview X, 17, ebd.)

Erfahrungsgemäß müssen schwierige Entscheidungen selten unter Zeitdruck getroffen werden. Beinahe alle Interviewpartner betrachten Kündigungsentscheidungen als äußerst problematisch und konfliktreich. Es wird vielfach betont, dass durch den ökonomischen Zwang, Kündigungen auszusprechen, innere Wertekonflikte entstehen, die teilweise so weit reichen, dass einzelne Befragte gegen ihre inneren Überzeugungen handeln. Beispielhaft die Formulierung des Geschäftsführers einer ambulanten Pflegestation: »*Ich muss auch Mitarbeitern kündigen und Arbeitsverträge reduzieren. Das ist etwas, was ich nicht sehr gern mache, weil ich den Mitarbeitern gesagt habe, dass wir versuchen, alles zu erhalten. Genau das kann ich im Einzelfall nicht einhalten und das geht mir schon gegen den Strich. Aber letztendlich sind es 350 Mitarbeiter, ich habe die Verantwortung für alle und da muss ich schwierige Entscheidungen treffen – gegen meinen Willen und gegen meine Überzeugung.*« (Interview X, 13, ebd.)

Manche Entscheidungen müssen schnell oder spontan getroffen werden, sodass die Möglichkeit des Abwägens stark eingeschränkt ist. Viele der Befragten sind der Ansicht, dass es nur sehr wenige Situationen gibt, in denen eine sofortige Entscheidung notwendig ist. Einige Interviewpartner halten ad hoc-Entscheidungen für sehr bedenklich, weil dadurch zwar aktuelle Schwierigkeiten beseitigt würden, aber auch eine dauerhafte Problemlösung behindert werden kann. Für besonders problematisch halten viele rein gefühlsmäßige Entscheidungen: »*Solange man emotional ist, darf man nichts machen. Erst wenn die Emotion ganz abgeklungen ist, man einen rationalen Standpunkt eingenommen hat, der dem Anderen gerecht wird, man versucht, seine Perspektive ein-*

zunehmen, kann man handeln. Erst dann fällt die Entscheidung.« (Interview 1, 18, ebd.)
In den Interviews stellt sich deutlich heraus, dass ein Großteil der Gesprächspartner die Grundsätze Offenheit, Transparenz und Diskussion bei der Entscheidungsfindung voranstellt. Einige Befragte nutzen Gespräche mit anderen Führungspersonen oder Fachleuten, manche lassen sich durch theoretisches Wissen oder durch aktuelle Fachinformationen in ihrer Entscheidungssuche inspirieren: »Ich mache hier sicher kein Management-by-heartbeat. Aber es gibt Orientierungslinien – aus Artikeln, aus Büchern –, da lese ich dann nach.« (Interview 3, 11, ebd.)
Die Befragten haben zum Teil sehr unterschiedliche Entscheidungsfindungsstrategien. Manche lassen Entscheidungen auf sich zukommen und entscheiden in der aktuellen Situation, andere suchen Beratung oder den Diskussionsprozess. Einige thematisieren, dass sie die Entscheidungen oft nicht allein treffen müssten oder könnten und dass dies Kompromissbereitschaft und Toleranz erfordere. Als hilfreich wird hier vor allem die Diskussion mit kompetenten Kolleginnen und den betroffenen Mitarbeitern gesehen. Eine Pflegedirektorin kommentiert: »Es ist wichtig, dass man das ausdiskutiert – egal auf welcher Ebene Entscheidungen anstehen. Vielleicht braucht man dann ein bisschen länger, aber man trifft die Entscheidung gemeinsam. Darauf lege ich größeren Wert als auf autoritäre Alleingänge. Wenn ich in einer akuten Situation einen schwierigen Vorfall meistern muss, berate ich mich mit Menschen, denen ich zutraue, dass sie Einblick in die Dinge haben, oder die die Dinge aus einer ganz anderen Sicht sehen. Diese Kommunikation ist für mich oberstes Gebot, wenn ich schwierige Prozesse zu Ende bringen muss.« (Interview III, 13, ebd.)
Die meisten der Interviewten betonen aber, dass sie Entscheidungen letztlich allein treffen und vertreten müssen und dass sie sich damit oft überfordert und einsam fühlen.

Verantwortung gegenüber Patienten

Letztlich geht es bei allen Entscheidungen und Überlegungen, die im Betrieb getroffen werden, um den Kunden bzw. Patienten. Deutlich wurde bei der Auswertung der Interviews, dass der größere Teil der Befragten sich weder persönlich noch als Institution allein verantwortlich für das Wohl der Patienten fühlt. Bei den verschiedenen Befragungen sind häufige Aussagen zu einem globaleren Verantwortungsverständnis zu finden. Deutlich wird hier, dass die Versorgungssituation im Gesundheitswesen zu einem großen Teil auch im Verantwortungsbereich der Kostenträger und der Politik gesehen wird. Ein Geschäftsführer einer großen gemeinnützigen ambulanten Pflegestation: »Die Pflegeversicherung hat es auf die reine Pflegeleistung, auf die Sachleistung reduziert und es fehlt der Anteil an Begleitung, an Kommunikation. Diesen wieder einzubauen bedeutet natürlich aber auch, dass wir bereit sein müssen, dafür Geld auf den Tisch zu legen; dazu müssen wir als Gesellschaft bereit sein. Das bedeutet aber auch, Abstriche zu machen, an Urlaubstagen oder Lohn oder Gehalt. Insofern gehört in diesen Bereich eine gesamtgesellschaftliche Diskussion.« (Interview X, 7, ebd.)
Andererseits betonen einige Befragte ihre Verantwortung gegenüber den Patienten als Mitverantwortung für die Entwicklungen im Gesundheitswesen. Die Interviewpartner fühlen sich insofern gegenüber Patienten verantwortlich, als dass sie eine qualitativ hochwertige Pflege anstreben und durch verschiedenste Maßnahmen umzusetzen versuchen. Oft gehen diese Maßnahmen auch über die vertragsgemäße Pflicht hinaus und werden aus einer Selbstverpflichtung heraus geleistet. Ein Geschäftsführer einer ambulanten Einrichtung beschreibt diese Selbstverpflichtung so: »Wir haben bestimmte Ansprüche, von denen wir nicht abgehen, zum Beispiel im Bereich der Sterbebegleitung. Dort wird dann auch schon mal eine 24-stündige Sitzwache geleistet, auch wenn wir nicht einmal einen Bruchteil der Kosten erstattet bekommen.« (Interview X, 3, ebd.)

Die Auswertung der Interviews bestätigt, dass an Führungskräfte im Pflegemanagement hohe Anforderungen gestellt werden. Dabei steht besonders die soziale Kompetenz im Zentrum. Der von *Kaufmann* verwendete Begriff »Verantwortlichkeit« beschreibt hierfür drei Fähigkeiten: Kognitive, moralische und kommunikative Fähigkeiten. Unter kognitiven Fähigkeiten ist der Einsatz sachgerechter und optimierender Handlungsweisen unter Berücksichtigung vielfältiger Gesichtspunkte und Abwägungen zu verstehen. Kommunikative Fähigkeiten sind notwendig, um in konfliktbehafteten Situationen Entscheidungen und das eigene Handeln möglichst transparent darstellen zu können. Besonders behutsam ist dabei zu verfahren, wenn Entscheidungen Nachteile oder Enttäuschungen hervorrufen. Kommunikative Fähigkeiten dienen also auch dem Vertrauenserhalt. Unter moralischen Fähigkeiten versteht *Kaufmann* »*die Identifikation mit den im Handlungsbereich vorherrschenden Werten*« und die eigenen »*kognitiven Fähigkeiten im Interesse derjenigen einzusetzen, die in eben dieser Erwartung dem Verantwortungsträger Vertrauen entgegenbringen.*«

3.2.2 Über den Umgang mit Macht im Kontext verantwortungsethischer Überlegungen

Die klassische Definition *Webers* besagt, dass Macht »*jede Chance*« ist, »*innerhalb einer sozialen Beziehung den eigenen Willen auch gegen Widerstreben durchzusetzen, gleichviel worauf diese Chance beruht.*« (vgl. *Kress* 1997) Macht kann auch als die Fähigkeit, auf andere einzuwirken, verstanden werden. Der Begriff Macht lässt sich hinsichtlich zweier Dimensionen beleuchten. Zum einen hinsichtlich der Dimension der »*strukturellen Beziehungsform einer Gesellschaft, wozu »Machtgefälle«, »Machtprozesse« und »Machtabhängigkeiten«* zählen, zum anderen hinsichtlich der Dimension des »*Subjektes der Macht, also*

dem einzelnen Menschen, der Macht ausübt oder erfährt.« (vgl. Kress 1997) Unsere Aufmerksamkeit richtet sich auf das »*Macht ausübende Subjekt*«, dem »*personalen Verantwortungsträger*«. *Müller* bringt es auf den Punkt, wenn er sagt: »*... wofür man verantwortlich ist, darüber muss man auch Macht haben*« (vgl. *Müller* 1992).

Über Macht wird in den Interviews viel gesprochen, nicht immer explizit, aber Aspekte sind in nahezu jeder Aussage zu finden. Es besteht jedoch ein Unterschied darin, wie jemand mit Macht umgeht und wie er darüber redet. Die Interviews wurden deshalb daraufhin untersucht, welches Machtverständnis, welche Einstellungen zur Macht die Befragten äußern. Dabei hat sich herausgestellt, dass ein ambivalentes Verhältnis zu Macht vorherrscht. Besonders stark ist dieses Verhältnis bei Befragten mit einer Pflegeausbildung. Der einzelne Mensch als Verantwortungsträger kann überfordert werden. Rollenkonflikte oder die Kollision von Pflichten treten schnell ein, wenn persönliche Überzeugungen und Handlungszwänge einander widersprechen. Beispielhaft äußert sich die Pflegedirektorin eines Krankenhauses: »*Ganz klar, ich bin für die Qualität der Pflege verantwortlich. Ich bin dafür verantwortlich, dass das Personal so eingesetzt ist, wie es möglich ist. Ich muss darauf achten, dass sie nicht ausgebeutet und ungerecht behandelt werden. Aber ich bin nicht der Betriebsrat der Pflege. Ich muss also innerhalb der Krankenhausleitung Entscheidungen für das ganze Krankenhaus fällen und nicht für die Pflege allein. Das auf die Reihe zu kriegen, ohne ein zweiter Verwaltungsleiter zu werden, ist ganz schwer.*« (Interview I, 16, ebd.)

Ein Inhaber eines ambulanten Pflegedienstes, selbst Krankenpfleger, beschreibt den Konflikt etwas zynisch: »*Dazu müssen sie erst mal den Schritt von einer Krankenschwester zum Unternehmer machen. Und dann hat jeder Angst, weil der Unternehmer ja ein böser Mensch ist. Ein Kapitalist. Der spielt mit den Gefühlen der Armen und Schwachen ...*« (Interview VII, 7, ebd.)

Möglicherweise ist eben dieser Schritt für Führungskräfte, die direkt aus der Pflege kommen, besonders schwierig. Feststellen lässt sich auch die Tendenz, dass die Befragten sich in ihrer Position oft einsam fühlen. Beispielhaft ist hierfür die Aussage eines Leiters einer stationären Einrichtung: *»… eine Erfahrung ist, dass man umso einsamer wird, je höher man in der Hierarchie steigt.«* (Interview 3, 11, ebd.)

Das Hin- und Hergerissensein zwischen dem Anspruch der partizipativen Führung und der Autorität, bringt ein Geschäftsführer eines ambulanten Pflegedienstes folgendermaßen zum Ausdruck: *»Ich habe ein ambivalentes Verhältnis zur Hierarchie. Wenn ich jemandem Aufgaben übertrage, dann macht er diese auch mit einer ganz individuellen Ausprägung. Das muss ich ertragen und das ist insofern eine Abflachung der Hierarchie. Aber auf der anderen Seite ist mir die Kontrolle über die ausgeführten Aufgaben ganz wichtig. Ich muss Zeitvorgaben geben, das Niveau kontrollieren. Das ist auch mein Anspruch und da bin ich ganz klar Anhänger der Hierarchie.«* (Interview 2, 21, ebd.)

Hier wird der Spagat der Probanden zwischen der Verpflichtung gegenüber dem sozial geprägten Berufsethos oder der Notwendigkeit von Struktur und Kontrolle deutlich. Eine deutlich autoritäre Position zeigt sich in nur wenigen Fällen. Eine Pflegedirektorin stellt dies wie folgt dar: *»Es gibt hier sehr klare Machtstrukturen und die Machtstruktur sagt aus, dass ich oben sitze und nicht der Funktionsdienst. Das ist eine wichtige Erkenntnis auch für die Leitung dieser Funktionsdienste. An dem Faktor kommen sie nicht vorbei, und ich denke, dass ich hier meine Vorstellungen zu Abläufen und meine Erwartung an Leitungen sehr klar und deutlich mache.«* (Interview V, 4, ebd.)

Eine christlich geprägte Pflegedirektorin hält zwar Kontrolle und Richtlinien zum großen Teil für notwendig, will aber Angstfreiheit und Vertrauen bei ihren Mitarbeiterinnen und Mitarbeitern erreichen: *»Ich möchte, dass die Leute keine Angst haben und dass sie mir vertrauen – auch dann, wenn sie Fehler machen. Jeder, der arbeitet, macht Fehler.«* (Interview XIII, 32, ebd.)

Der Pflegedirektor eines Krankenhauses sieht das allerdings ganz anders. Mit seiner Einstellung zur Macht und zu seiner autoritären Führungsrolle sticht er aus den gesamten Interviews deutlich heraus. *»Niemals würde es hier jemand wagen, eine andere Dienstkleidung zu tragen, als die, die ich ihm ausgesucht habe. Wenn das hier irgendjemand tun würde, wäre es sein letzter Arbeitstag und das wissen auch alle.«* (Interview IX, 14, ebd.)

Hier wird ein eindeutig autoritär-hierarchisches Führungsverständnis mit einer spürbaren Lust an der Macht sichtbar.

Den deutlichen Gegenpol dazu stellt der Geschäftsführer einer großen gemeinnützigen ambulanten Einrichtung dar. Er hält Autorität zwar für notwendig, hat aber ein aufgeklärtes Verhältnis zur Macht: *»Ich bin kein Chef, der die Macht liebt, sondern ich nehme die Macht in Kauf. Ich übe Macht aus, aber nicht aus Lust, sondern weil so ein Betrieb nicht anders zu leiten ist. Ich habe mich für diesen Job auch nicht deswegen interessiert, weil ich Macht über andere ausüben will oder weil es mir Spaß macht, andere anzuleiten oder anzuführen, sondern im Gegenteil. Ich habe in den 80er Jahren sieben oder acht Jahre in Kollektiven gearbeitet – ohne Chef. Und dann war ich in einem Industriebetrieb mit sehr ausgeprägt hierarchischen Strukturen. Da habe gesagt: ›Ich will nie wieder unter einem Chef arbeiten.‹ Und deswegen bin ich hier gelandet.«* (Interview VIII, 18, ebd.)

Dort, wo Verantwortung sein soll, muss entweder schon faktisch ein Machtverhältnis vorhanden sein, das immer eine Asymmetrie beinhaltet, oder aber Macht muss gewährt bzw. anvertraut werden (vgl. *Müller* 1992). Verantwortung zu teilen, heißt somit auch immer, Macht zuzugestehen und Vertrauen zu schenken. Wer Verantwortung trägt, sollte somit sehr viel über den Bereich wissen und erkennen, was für diesen Bereich gut ist, und dementsprechend handeln. Er sollte kognitive und moralische Fähigkeiten haben. Auch die Einbindung des Einzelnen in institutionelle Entscheidungsstrukturen kann an dieser Stelle entlastend und sinnvoll sein, zumal ein Einzelner die komplexen Handlungsfolgen unserer Zeit allein nicht mehr abzuschätzen zu vermag.

Zusammenfassung

Verantwortung und Macht sind zentrale Themen der befragten Führungskräfte in Gesundheitseinrichtungen. Hervorzuheben ist, dass bei der Auswertung der Interviews der Eindruck entstand, dass Verantwortung bei den meisten Befragten aus einer Selbstverpflichtung heraus, im Gegensatz zu einer rein vertragsgemäßen Pflichtausübung, wahrgenommen wird. Dieser Selbstverpflichtung liegen Werte zu Grunde, die teils religiös – in diesem Fall christlich –, teils biografisch begründet werden. Darüber hinaus gibt es auch Gründe, die nur erahnt werden können. Als wichtiges Ergebnis kann festgehalten werden, dass Verantwortlichkeit von den Befragten ausschließlich gegenüber Abhängigen oder »dem Ganzen« geäußert wurde. Erstaunlicherweise äußert keiner der Untersuchungsteilnehmer einen Rechtfertigungsdruck gegenüber einer höheren Instanz. Als zentrale Verantwortungsbereiche sehen die Probanden den Erhalt des Betriebes und damit die Existenzsicherung der Mitarbeiterinnen und Mitarbeiter und die Arbeitsplatzgestaltung. In diesem Zusammenhang wird die Fähigkeit, den eigenen Führungsstil zu reflektieren, als sehr wichtig erachtet. Hierbei kann festgestellt werden, dass sich fast alle der Befragten als mitarbeiternah und offen beschreiben und dass sie den Wunsch haben, Mitarbeiterinnen und Mitarbeiter in Entscheidungsprozesse mit einzubeziehen. Hierarchie und Macht werden vielfach ambivalent gesehen. Autoritäres Verhalten wird abgelehnt, letztlich aber als notwendiger Bestandteil des Führungsverhaltens betrachtet.

Bei der abschließenden Betrachtung stellen sich zwei Pole heraus: der autoritäre und der partizipative Führungsstil. Die Führungspersonen, die sich eher dem autoritären Führungsstil zuzählen, erleben weniger Konflikte bei Entscheidungsprozessen als die Partizipativen. Fast alle Befragten leiden von Zeit zu Zeit unter ihrem Handlungs- und Entscheidungsspielraum und fühlen sich häufig überfordert und allein gelassen. Als eine besondere Herausforderung wird der Spagat erlebt, sich sowohl um den individuellen Mitarbeiter als auch um den Betrieb als Ganzes kümmern zu müssen. Einige der Befragten erzählen von Versuchen, »alles hinzuwerfen«, fühlen sich aber letztlich doch zu sehr ihrer Aufgabe verpflichtet.

3.3 Diskussion und Ausblick

Der Balanceakt der Führungspersonen im Gesundheitswesen bewegt sich zwischen marktwirtschaftlichen Gesetzmäßigkeiten und ethischen Prinzipien, die vor dem Hintergrund des Managements und der Ethik ihre Rechtfertigung finden müssen. Während Management als Teil der Führung verstanden wird und sich der Analyse und Steuerung widmet, richtet Führung ihren Fokus auf die Beziehungsgestaltung mit Menschen (vgl. *Kerres* et al. 1999). Auch der Führungsbereich der Pflege muss sich, wie die Aussagen der Interviews belegen, diesem Spannungsfeld stellen. Die Verantwortung der Führungsebene setzt folglich eine Übereinstimmung zwischen professionellen, organisatorischen und persönlichen Rahmenbedingungen voraus, um ihrer Zielsetzung gerecht werden zu können. In diesem Zusammenhang gilt die Verbesserung der strukturellen Rahmenbedingungen als eine wichtige Forderung. Die Ambivalenz zwischen äußeren und inneren Faktoren führt immer wieder zu Konflikten, die ein umfassendes verantwortliches Handeln oft unmöglich erscheinen lassen. In diesem Zusammenhang zeigte sich bei den Befragten vermehrt ein ambivalentes Verhältnis zu Macht bzw. hierarchischen Strukturen. So lehnt ein Großteil der Interviewpartner

47

Autorität im Wesentlichen ab und befürwortet den Stil der kommunikativen Verständigung. Die Untersuchungsteilnehmer bevorzugen überwiegend eine Diskursoffenheit gegenüber allen Unternehmensbeteiligten und halten die Minimierung unternehmensbedingter Asymmetrien für wichtig. Bedingt durch die stärker werdende ökonomische Ausrichtung der Einrichtungen im Gesundheitswesen ist eine Grundlagendiskussion über den Beitrag der Ethik im Pflegemanagement von zunehmender Bedeutung. Institutionelle und gesellschaftliche Rahmenbedingungen eröffnen Möglichkeiten, setzen aber auch Grenzen für Handlungsweisen, die pflegerischen Wertmaßstäben oftmals nicht entsprechen. Die Auseinandersetzung mit Ethik im Pflegemanagement erweist sich, vor dem Hintergrund gravierender Einschnitte durch die Gesundheitspolitik, bei näherer Betrachtung als unabdingbare Voraussetzung, um Berufssituationen professionell bewältigen zu können. Die Bedeutung und Notwendigkeit dieser Erkenntnisse ist, wie es die Interviewaussagen belegen, in Expertenkreisen unumstritten. Die derzeitige Umsetzung zeigt sich bei einem Teil der Befragten jedoch als fragwürdig. Auch hier wurde ersichtlich, dass ethische Ansprüche aller Unternehmensbeteiligten nicht ausreichend zum Tragen kommen. Aussagen der Interviewten ließen erkennen, dass durchaus auch auf der Leitungsebene weiche Organisationsstrukturen sowie eine gelebte Organisationskultur herbeigesehnt wird, die Umsetzung jedoch oftmals als Utopie beschrieben wird.

In diesem Zusammenhang drängt sich auch die Frage nach effektiven Interventionsstrategien zur Bewältigung und Reduzierung führungsbedingter Belastungen, wie auch nach Veränderungsmaßnahmen im institutionellen Setting, als Präventionsbeitrag auf. Im Bereich des Pflegemanagements finden Strategien zur Bewältigung ethischer Konfliktsituationen nach wie vor wenig Berücksichtigung. Auch die Fachliteratur lässt wenig Interesse an der speziellen Thematik

»Ethik im Führungsbereich der Pflege« erkennen. Individuelle Bewältigungsformen werden eher auf der Basis der industriell-wirtschaftlichen Unternehmensführung als auf dem Sektor des Gesundheitswesens angeboten. Hier wäre die Notwendigkeit von Konzepten und Handlungsstrategien zur Konfliktlösung in berufsbegleitenden Angeboten hervorzuheben.

Aus der Aufgabe im Umgang mit Menschen könnte das Pflegemanagement seinem Anspruch gerecht werden, in dem es die Klärung und Berücksichtigung ethischer Gesichtspunkte aller Hierarchieebenen in die allgemeinen Strategien des Managements einfließen lässt. Allen Unternehmensangehörigen würde somit die Möglichkeit eingeräumt, sich unmoralischen Weisungen in begründeter Form zu widersetzen und jederzeit sanktionsfrei ethische Bedenken zur Sprache zu bringen. Dies setzt jedoch, wie schon zuvor erwähnt, die Schaffung hierarchiefreier Orte innerhalb der Organisation voraus. Die Führungsebene steht folglich auf Grund dieser Überlegungen nicht vor der Wahl zwischen »ethischer« und »ethikfreier« Führung, sondern zwischen ethikbewusster Führung und einem unreflektierten und somit tendenziell ideologischen Umgang mit den impliziten Wertorientierungen verantwortlichen Handelns (vgl. *Ulrich* et al. 1999).

Die philosophische Ethik liefert zweifelsfrei wichtige Impulse sowohl für kollektiv- als auch für individuell-verantwortliches Handeln. Die Bedingungen werden jedoch nicht nur von Individuen oder dem Kollektiv der Gesellschaft beeinflusst, sondern vielmehr auch von institutionellen Dimensionen ethischen Bewusstseins. Eine Veränderung im Feld der Führungspositionen sollte somit auch an den sozialen Rahmenbedingungen ansetzen und sich an der »moralischen Qualität« des Handelns ausrichten. Ethisch verantwortliches Handeln in Institutionen muss von gemeinsamen Handlungsdispositionen getragen werden, die beispielsweise innerhalb einer Institutionsphilosophie verankert sind und sich im gemeinsamen Diskurs immer wieder einer kritischen Hinterfragung unterziehen.

Was richtiges Handeln im Einzelfall bedeutet, kann weder durch allgemeine Moralkriterien noch durch moralische Intuition allein entschieden werden.

Die Lösung der damit verbundenen Dilemmata setzt einen wissenschaftlichen Diskurs über Bedürfnisstrukturen aller Beteiligten sowie adäquate Handlungsstrategien voraus. Diese Erkenntnis erschöpft sich aber nicht in der Bereitschaft zur Aufnahme dieser Informationen, sondern bedeutet vor allem die Bereitschaft zur kritischen Reflexion einmal akzeptierter Lösungen. Dies setzt Partizipation und die Offenheit für Kritik voraus. Die Führungskräfte in den Einrichtungen des Gesundheitswesens sollten daher im offenen Gespräch der Mitarbeiterinnen und Mitarbeiter flexible, aber verbindliche Handlungsstrategien ausbilden, um die Erfüllung dieser Anforderungen erreichen zu können. Nach den Erkenntnissen dieser Arbeit lässt sich dem Pflegemanagement eine wesentliche Aufgabe zuordnen: eine Vermittlungsrolle, in der es im ständigen Diskurs mit allen Beteiligten steht. Die Verpflichtung könnte darin bestehen, auf der Führungsebene Bedingungen zu schaffen, unter denen professionelle Praxis im Einklang mit ethischem Bewusstsein möglich ist. Das Pflegemanagement sollte diese Chance nutzen, um die Weiterführung des Professionalisierungsprozesses zu forcieren, indem es eine Beseitigung der unbefriedigenden Umstände, in denen sowohl Führungskräfte als auch die Pflegekräfte selbst oftmals entgegen ihren beruflichen und menschlichen Werte handeln müssen, schafft.

In Anlehnung an *Annette Blaudszun*, Krankenschwester und Diplom-Pflegewirtin (FH), obliegt der Führungsebene der Pflege ein »doppeltes Mandat« (vgl. *Blaudszun* 2000). Zum einen ist sie gegenüber der Organisation verpflichtet, ökonomische Gesichtspunkte zu berücksichtigen, – andererseits steht sie den Berufsangehörigen und Patienten gegenüber in der Pflicht, humane Gesichtspunkte nicht zu vernachlässigen. Diese Tatsache weist darauf hin, dass der Aspekt der Patienten- und Mitarbeiterorientierung in engem Zusammenhang mit den Anforderungen an eine wirtschaftliche Betriebsführung gesehen werden muss.

Institutionelle und gesellschaftliche Rahmenbedingungen eröffnen Möglichkeiten oder setzen Grenzen für Handlungsweisen, die pflegerischen Wertmaßstäben entsprechen. Im Hinblick auf die moralischen Rechte aller Beteiligten ist eine moralische Grundhaltung, abhängig von der Voraussetzung seiner Legitimität und der Verantwortbarkeit, kennzeichnend für unternehmensethische Überlegungen. Diese Erkenntnis unterstreicht, dass die rein rationale Sicht der Unternehmen, im Sinne einer einseitigen Sachorientierung und Ignoranz gegenüber der Komplexität und Irrationalität situationsbezogener Handlungen, aus heutiger Sicht nicht mehr tragfähig ist. In diesem Rahmen sollte der Wertediskussion zunehmend Platz eingeräumt werden, damit durch primäre Mitbestimmung kollektive Umstrukturierungsprozesse erreicht werden können. Voraussetzung für Umstrukturierungen ist die Schaffung eines gemeinsamen Wertekonsens innerhalb der Institutionen, der eine weitgehende Übereinstimmung von Werten und Normen beinhaltet, die das Handeln leiten sollen.

Diese Untersuchung zeigt, dass in der zunehmenden Zweckrationalität des Gesundheitssystems Wünsche und Bedürfnisse nach Sinnentfaltung, persönlich emotionalem Handeln sowie nach Kommunikation zu wenig Berücksichtigung finden. Zweifelsfrei muss sich das Pflegemanagement den Führungsaufgaben des normativen Managements annehmen, um eine mitbestimmende Haltung bei zukunftsorientierten Überlegungen einnehmen zu können. Die Auseinandersetzung mit Ethik im Pflegemanagement erweist sich, vor dem Hintergrund gravierender Einschnitte durch die Gesundheitspolitik, als unabdingbare Voraussetzung, um Berufssituationen professionell bewältigen zu können und weitgehend einer Verobjektivierung der Patienten die Möglichkeit zu entziehen.

Ethik im Pflegemanagement ist sehr komplex und lässt sich methodisch nur schwer einer Wissenschaftsdisziplin zuordnen. Es handelt sich hierbei gleichzeitig um die Vermittlung von Wissen, Fertigkeiten und Verantwortung sowie um kommunikative Kompetenz, Selbstreflexion, Einstellungen und Verhaltensweisen. Die Führungsebene wird sich somit auch weiterhin unternehmerischen Konfliktsituationen stellen müssen, doch die Bedeutung und Notwendigkeit ethischer Reflexion im Management findet zunehmend Gewicht in den Diskussionen der Expertenkreise. Um aber diesen Anforderungen in der Praxis gerecht werden zu können, bedarf es möglicherweise auch der Einbeziehung methodischer Hilfsmittel, die sich u. a. in Form von Pflegeleitbildern, Stufenplänen, Ethikforen oder gar Ethikkommissionen widerspiegeln.

Es lässt sich festhalten, dass mit der Profession Pflegemanagement beachtliche Entwicklungsmöglichkeiten verbunden sind. Der Anspruch, humane Aspekte in den Unternehmen des Gesundheitswesens umzusetzen, ist durch massive Budgetbeschränkungen und Personalabbau heute zunehmend in Gefahr. Vor diesem Hintergrund werden die Entwicklungsprozesse des Führungsbereichs nicht gerade erleichtert, aber es ist auch die Chance, dass Pflegekräfte ihre Anliegen bewusst und fundiert zu vertreten beginnt. Das Pflegemanagement hat an dieser Stelle die Chance, sich als integrative Kraft in dem bereits gesicherten pflege- und betriebswirtschaftlichen Wissensstand zu positionieren. Gelingt es dem Pflegemanagement, diese Potenziale zu nutzen, so eröffnet es die Möglichkeit auf effektive Interventionsstrategien zur Bewältigung und Reduzierung führungsbedingter Belastungen und kann somit zu Präventionsmaßnahmen im institutionellen Setting einen bedeutenden Beitrag leisten.

Anmerkungen

[19] Die hier vorliegende Untersuchung basiert auf qualitativen Interviews, die mit 16 Entscheidungsträgerinnen geführt wurden. Befragt wurden neun Interviewpartner aus stationären und sieben aus ambulanten Einrichtungen. Davon waren sechs Personen Pflegedirektorinnen, drei Pflegedienstleitungen, sechs Geschäftsführer und eine Heimleitung. Die Träger der Einrichtungen waren in sechs Fällen gemeinnützig, sechs privat und vier städtisch. Unter Anwendung der Inhaltsanalyse nach Mayring ergaben sich aus den Interviews zu viele Themenbereiche, um sie hier vollständig wiederzugeben (vgl. Unveröffentliche Projektarbeit, Bauer et al., 2000). Der vorliegende Text ist nur ein Ausschnitt aus der Gesamtarbeit.

Literatur

Bleicher, K.: Das Konzept Integriertes Management. 4., revidierte u. erw. Aufl., Campus, Frankfurt/M. 1996.

Blaudzun, A.: Pflege im Spannungsfeld des Gesundheitssystems/Entwicklungschancen zwischen Leistungsorientierung und Humanität. Kohlhammer, Stuttgart 2000.

Böhle, F. et al. (1997): Pflegearbeit als situatives Handeln. In: Pflege, 10: 18-22.

Jonas, H.: Das Prinzip Verantwortung. 1. Aufl., Suhrkamp, Frankfurt/M. 1979.

Kaufmann, F.-X.: Risiko, Verantwortung und Komplexität. In: Verantwortung, Prinzip oder Problem? Bayertz, K. (Hrsg.), Wissenschaftliche Buchgesellschaft, Darmstadt 1995.

Kerres, A. et al.: Lehrbuch Pflegemanagement. Springer, Berlin 1999.

Kress, H.; Müller, W. E.: Verantwortungsethik heute. Kohlhammer, Stuttgart 1997.

Lenk, H.: Einführung in die angewandte Ethik. Verantwortlichkeit und Gewissen. Kohlhammer, Stuttgart 1997.

Müller, C.: Verantwortungsethik. In: Geschichte der neuen Ethik 2, Pieper, A. (Hrsg.). Francke, Tübingen und Basel 1992.

Schröck, R.: Pflegemanagement im Wandel: Perspektiven und Kontroversen. Borsi, G. u. Schröck, R. (Hrsg.), Springer, Berlin 1995.

Schwerdt, R.: Eine Ethik für die Altenpflege. Hans Huber, Bern 1998.

Ulrich, H., Probst, G.: Anleitung zum ganzheitlichen Denken und Handeln. 3., erw. Aufl., Haupt, Bern 1991.

Ulrich, P.; Wieland, J.: Unternehmensethik in der Praxis, 2., unveränd. Aufl., Haupt, Bern 1999.

Weber, M.: Politik als Beruf. In: Politik als Beruf. Gesammelte politische Schriften. Winckelmann, J. (Hrsg.), 5. Aufl., Tübingen 1988.

Weber, M.: Die Protestantische Ethik und der Geist des Kapitalismus, In: Gesammelte Aufsätze zur Religionssoziologie I, 9. Aufl., Tübingen 1988.

Werner, M. H.: Dimensionen der Verantwortung. In: Ethik für die Zukunft. Im Diskurs mit Hans Jonas. Böhler, D. (Hrsg.), Beck, München 1994.

4. Ethische Problemlagen in französischen Altenpflegeeinrichtungen. Eine qualitative Studie

Marie Béatrice Omer-Decugis (Frankreich)

Abstract

Der hier vorliegende Text richtet den Fokus zunächst auf die Finanzierung der pflegebedürftigen alten Menschen im Kontext des französischen Gesundheitswesens. Die Ergebnisdarstellung basiert auf Interviews mit Direktorinnen in unterschiedlichsten Altenpflegeeinrichtungen. Dabei stehen die ethischen Prinzipien (z. B. der respektvolle Umgang), ethische Problemfelder (z. B. Gewalt), Fragen des Führungsstils und der Ethikstandards im Mittelpunkt der Studie. Abschließend wird Kritik an der Diskrepanz zwischen dem politischen Ethikdiskurs hinsichtlich des Umgangs mit alten Menschen und dem Reformstau bei den Bildungsstrukturen für Pflegekräfte geübt. Besonders hervorzuheben ist dabei, dass unzureichend qualifizierte Pflegekräfte gerade im Altenpflegebereich ein gravierendes Problem darstellen.

4.1 Finanzierung der Pflegebedürftigkeit

Statistisch gesehen werden auch die Menschen in Frankreich immer älter und damit wächst die Wahrscheinlichkeit der Pflegebedürftigkeit im hohen Alter. Die öffentlichen Behörden fördern – ebenso wie die deutschen – die ambulante vor der stationären Pflege. Bis Ende 2001 sah die französische Regierung eine Zahlung bei Pflegebedürftigkeit vor, die vom Grad der Pflegebedürftigkeit und etwa vorhandenen Eigenmitteln abhing. Die Pflegebedürftigkeit wurde dabei nach einer Tabelle (AGIR) errechnet, deren Skala aus sechs Stufen bestand, die von der völligen Autonomie bis zur völligen Abhängigkeit reichten. Ältere Menschen ab 65 Jahren (mit einem Autonomiegrad von eins

bis drei), deren Ressourcen einen bestimmten (von Département zu Département unterschiedlichen) Grad nicht überstiegen, konnten diese Hilfe beantragen. Pflegebedürftige, die zu Hause lebten, erhielten mehr als doppelt so hohe Hilfen wie jene, die in stationären Einrichtungen untergebracht waren.

Seit Januar 2002 gibt es nun die APA: Persönliche Hilfe zur Unabhängigkeit. Jede pflegebedürftige Person, die zu Hause lebt und in einer der Pflegegruppen bis einschließlich vier eingestuft worden ist, kann diese Hilfe beantragen. Etwa vorhandene Eigenmittel führen dann zu Abzügen. Die Verwendung dieser Autonomiehilfe ist jedoch abhängig von der Vorlage eines Autonomieplanes, der gemeinsam mit Sozialarbeitern und anderen Berufsgruppen ausgearbeitet wird. Dies war bei der alten Hilfe nicht der Fall. Die jetzige Hilfe wird alle drei Jahre einer Revision unterzogen. Mangelnde Belege können zu ihrer Streichung führen. Neu ist auch, dass diese Hilfe nicht auf das Erbe angerechnet wird und Kinder sich nicht finanziell beteiligen müssen. Dies war bis 2001 der Fall.

Der französische Staat hat sich immer geweigert, Pflegebedürftigkeit als ein so genanntes »fünftes Risiko« neben Situationen wie Krankheit, Schwangerschaft und Behinderungen anzuerkennen und damit über die Krankenkassen zu finanzieren. Die APA trägt dem Pflegebedürftigkeitsrisiko Rechnung und muss daher als Fortschritt angesehen werden. Es gilt allerdings zu beachten, dass diese Leistung von den Départements getragen wird und nicht etwa von den Krankenversicherungen. Letztere zahlen lediglich die Leistungen aus, verwalten sie und stellen damit die Kontrolle sicher.

Was aber ist mit den alten pflegebedürftigen Menschen, die allein stehend sind oder die nicht zu Hause gepflegt werden können? Für diese Personengruppen sind die stationären Altenpflegeeinrichtungen ein unverzichtbarer Baustein des Gesundheitswesens. APA steht auch Personen, die in Altenheimen wohnen, zur Verfügung. Allerdings in geringerem Maße, aber unabhängig vom Pflegebedürftigkeitsgrad. In den Altersheimen wird die Hilfe nur dann bewilligt, wenn die Einrichtung einen Vertrag sowohl mit dem Département als auch mit den Krankenkassen unterschreibt. In diesem Vertrag verpflichtet sich die Einrichtung, einen Haushalt vorzulegen. Dieser Haushalt wird aufgeteilt zwischen den Wohnkosten, für die der Bewohner aufkommt, der Pflegebedürftigkeit, die teilweise von der APA abgedeckt wird, und den Pflegeleistungen, die von den Krankenkassen übernommen werden. Bei Pflegebedürftigen, die Sozialhilfe beziehen, zieht das Département bis auf 10 Prozent Taschengeld sämtliche Mittel und Einkünfte des Bewohners ein und bezahlt die Wohnkosten für den Bewohner.

Dieser Haushalt wird von einer Verpflichtung zur Umsetzung der Qualitätskontrolle und einer ständigen Selbstevaluierung des Altenheimes begleitet. Dies geschieht unter Aufsicht einer Kommission, um die Fürsorgequalität zu verbessern. Neben diesen Maßnahmen zur Qualitätssicherung sollten ethische Fragestellungen vermehrt an Bedeutung gewinnen und wissenschaftlich untersucht werden. Dabei ist die Entwicklung von ethischen Standards dringend erforderlich. Die hier vorgestellte Studie zeigt, dass ethische Standards an Bedeutung gewinnen und einen Konsens über die zentralen Grundwerte wie Respekt und Autonomie herstellen. Darüber hinaus müssen sie erweitert und formalisiert werden, damit sie als ein Arbeitsinstrumentarium genutzt werden können. Im Folgenden werden die Zielsetzung der Studie, die Methode und die Ergebnisse vorgestellt und diskutiert.

4.2 Zielsetzung und Methode der Studie

Das Ziel dieser Studie bestand darin, die ethische Reflexion der Pflegemanagerinnen (Direktorinnen) hinsichtlich der Versorgungs- und Betreuungssituation von älteren Menschen zu erfassen. Darüber hinaus war die Auseinandersetzung mit dem eigenen Berufsethos und den auftretenden ethischen Konfliktfeldern im Pflegemanagement von zentraler Bedeutung. Die Studie basiert auf einem qualitativen Zugang und einer kleinen Stichprobe: der Befragung von zwölf Direktorinnen in unterschiedlichen französischen Regionen. Die Befragung wurde mittels eines halbstrukturierten Leitfadens durchgeführt.[20] Ländliche Regionen wurden ebenso mit in die Untersuchung einbezogen wie kleine, mittlere und größere Städte und Ballungsräume wie Paris. Die hier ausgewählten Einrichtungen umfassen 30 bis 200 Plätze. Mangels entsprechender Mittel war es nicht möglich, der Untersuchung einen größeren Rahmen zu geben. Wenn man aber die hier gewonnenen Ergebnisse mit einer repräsentativen Untersuchung[21] vergleicht, so kann die ausgewählte Untersuchungsgruppe als sehr aussagekräftig betrachtet werden.

Die Interviews wurden mittels eines Kategoriensystems ausgewertet, dessen Prozentsätze zu den hier diskutierten Ergebnissen führten.

4.3 Der Rahmen der Studie

4.3.1 Epidemiologische Daten

Eine Volkszählung ergab, dass derzeit 800.000 pflegebedürftige Personen in Frankreich leben. Dies sind Personen, die Hilfe bei der Bewältigung des täglichen Lebens benötigen.[22] Die demografischen Studien (INSEE auf der Basis der Volkszählungen) zeigen, dass die Anzahl der Menschen über 85 Jahre, die 55 Prozent der Heimbewohner repräsentieren, bis 2005 zurückgehen wird. Dies sind die Jahre, die den Kriegsjahren entsprechen, in denen die Todesfälle zu einem Rückgang der Geburtenrate geführt haben. *»Erst ab 2005 wird die Nachfrage nach spezialisierter stationärer Pflege unter dem Druck der wachsenden Anzahl der über 85-Jährigen ansteigen«.*[23] Dann werden wir den Beginn der Verrentung der Baby-Boom-Generation erleben. Für die jetzige Generation von alten Menschen gibt es viele Ungewissheiten, wie z. B. die Fortschritte der Alzheimer-Therapie und die Veränderung der Gesetze und die damit einhergehenden finanziellen Risiken für eine Unterbringung in stationären Einrichtungen.

4.3.2 Strukturen der stationären Pflege

Die Mehrheit der alten Menschen zieht es vor, in den eigenen vier Wänden alt zu werden. Die Familien und die Regierung unternehmen alles Mögliche, um eine Reihe von Unterstützungsmöglichkeiten für die ambulante Pflege bereitzustellen. Diese Hilfen reichen von der Krankenschwester und der Haushaltshilfe, bis hin zum »Essen auf Rädern«, das von den Kommunen organisiert wird. Darüber hinaus gibt es verschiedene Alarmsysteme, die Pflegebedürftige mit einer Zentrale in Verbindung setzen. Diese ist bei Problemen in der Lage, rasche Hilfe zu schicken. Wie zu Beginn erläutert, ist die APA für die häusliche Pflege doppelt so hoch wie für die stationäre Versorgung.
Dennoch bleibt das Problem, dass schwerstpflegebedürftige und allein stehende Personen nicht umfassend in ihrer eigenen Wohnung gepflegt werden können. Hier sind zunächst die Heime mit der Möglichkeit zu mittelfristigen Aufenthalten und schließlich die Langzeitheime von Bedeutung. Die mittelfristigen Aufenthalte, der Name legt es nahe, stellen nur eine Warteschleife dar. An ihrem Ende steht die Rückkehr nach Hause oder die Einweisung in ein Langzeitheim. Ein mittelfristiger Aufenthalt ist in der Regel auf drei bis sechs Monate begrenzt. Das Ziel dabei ist, alle denkbaren medizinischen oder paramedizinischen Mittel anzuwenden, um dem alten Menschen seine Autonomie zurückzugeben. Die Kosten für mittelfristige Aufenthalte werden – im Gegensatz zu den Langzeitheimen – komplett von der Sozialversicherung übernommen.
Die diskutierte Studie betrifft ausschließlich Langzeitheime. Sie nehmen Menschen auf, die wegen ihrer hohen Pflegebedürfnisse nicht nach Hause zurückkehren können.
Bei diesen Einrichtungen können drei Managementkategorien unterschieden werden: öffentliche, private non-profit und private gewinnwirtschaftlich betriebene Heime. Private Heime ohne Gewinnziel ähneln den öffentlichen Heimen, weil sie keinen Gewinn machen dürfen. Unsere Studie gründet sich auf Interviews mit neun Direktorinnen von privaten, gewinnwirtschaftlich betriebenen Altersheimen und drei Leiterinnen von Langzeitabteilungen in Krankenhäusern im öffentlichen Sektor. Die dort lebenden Bewohner gehören allen soziokulturellen Kategorien an, unabhängig davon, ob die Tagessätze hoch oder niedrig sind oder ob sie von der Sozialhilfe gefördert werden. Die Sozialhilfe stellt die Bezahlung des Tagessatzes sicher und ermöglicht es Personen mit geringem Einkommen, in den Genuss der gleichen Leistungen zu kommen, wie die zahlungskräftigere Klientel.
Trotz dieser Vielfalt zeigen die Ergebnisse der Interviews, dass die Mittel, Erwartungen und Dilemmas unabhängig von der Struktur der Einrichtung sind. Alle Prozentsätze, die im Folgenden verwendet werden, entstammen den Antworten der Interviews, die im Anhang 1 dargelegt werden.

4.3.2.1 Größe der Einrichtung und Bewohnerprofil

Unabhängig von der Art des Managements werden die kleinen Heime immer seltener, da sie weniger rentabel sind. Die Anzahl der Bewohner liegt in der Mehrheit der Fälle bei etwa 80 bis 100 (im Mittel bei 94). Der Anteil geistig agiler (49,17 Prozent) und verwirrter Personen ist praktisch gleich. Im

Mittel sind etwa 33 Mitarbeiter für rund 94 Bewohner zuständig. Der Managementmodus ist kein Indiz für die Anzahl und die Qualität des Personals: 92 Prozent der befragten Personen wünschen sich mehr und besser ausgebildetes Personal.

4.3.2.2 Profil einer Direktorin

Das Profil einer Direktorin bzw. Abteilungsleiterin im öffentlichen Dienst kann in etwa so beschrieben werden: Sie ist weiblich (Männer sind sehr viel seltener), etwa 50 Jahre alt (Durchschnitt: 46,17), verheiratet und hat ein Kind. Ein Drittel ist ledig. Diese Daten stimmen mit den allgemeinen französischen Statistiken überein (vgl. IPES 2001). Drei Viertel der Direktorinnen sind ausgebildete Krankenschwestern. Weniger als die Hälfte besitzt ein Diplom als pflegerische Führungskraft. Dem gegenüber hat ein Drittel einen Universitätsabschluss.

Dies zeigt die Entwicklung einer Position, die auf dem Weg zu einem eigenständigen Beruf ist. Wir haben uns weit von der Krankenschwester als »gute Schwester« und »Seele des allmächtigen Arztes«, der in der Regel der Eigentümer der Einrichtung war, entfernt. Es handelt sich jetzt um eine moderne Frau, die, bis auf ein Zeitproblem, mühelos Beruf und Privatleben miteinander vereinbart (wie 92 Prozent bestätigen). Aber es handelt sich auch um einen neuen Beruf und nur 75 Prozent sind Krankenschwestern. Aber 17 Prozent haben bereits einen Universitätsabschluss ohne Pflegeexamen.

Wir haben in unserer Untersuchung festgestellt, dass der durchschnittliche Verbleib auf dem Posten einer Direktorin bei etwa siebeneinhalb Jahren liegt. Wir stimmen hier mit den Daten der bereits zitierten Studien[24] überein: 62 Prozent sind bereits fünf Jahre oder länger auf ihrem Posten; von diesen sind 40 Prozent seit mehr als zehn Jahren in dieser Position. Die Studie schließt daraus, dass »*sie diese Funktion größtenteils mit Vorbildern und Konzepten ausüben, die der ›menschlichen‹ Seite ihres Berufes zuzuordnen sind, da die ›betriebswirtschaftlichen Aspekte‹ erst später hinzugekommen sind. Daher hinken die Direktorinnen mit ihrer Darstellung des Berufes dem, was ihnen täglich abverlangt wird, hinterher.*«[25] Man muss im Übrigen festhalten, dass zukünftige Verträge mit den Trägerorganisationen (Département und Sozialversicherungen) einen höheren Abschluss für die Heimleitungen von Langzeitheimen vorschreiben.[26] Die IPES-Studie schlussfolgert, dass »*in Zukunft vor allem ein Diplom für die Ausübung der Direktorenstelle verlangt wird, (um) Grundwissen zu konsolidieren. Weiterbildung ist in Zukunft unabdingbar und dadurch, dass die Weiterbildungsinhalte präzisiert werden, wird effektiv auch geklärt werden, was genau ein Direktor ist.*«[27]

Unsere Studie zeigt, dass die Motivation gleich bleibt. Man wird nicht zufällig Direktorin eines Altenheimes. 83 Prozent gaben an, dass Pflegemanagement ihr Lebenswunsch ist und 58 Prozent wollten speziell im Altenpflegemanagement arbeiten. Wenn nicht Vorbilder in eigenen Familien oder das Arbeitsumfeld diesen Berufsweg beinflusst haben (75 Prozent), so wurden Ausbildung und persönliche ethische Werte von allen als wesentlich in der Ausübung ihres Berufes angesehen und werden auch als Ausgangspunkt für diesen Berufsweg angegeben (100 Prozent).

Der Karriereverlauf hing jedoch bei den meisten hier befragten Personen von Zufälligkeiten ab (92 Prozent). Die Mehrheit der Direktorinnen arbeitete bereits in der Branche, sei es als Krankenschwester (oftmals als freie Krankenschwester) oder als Direktionsassistentin, wurde von ihren Vorgesetzten bemerkt, die ihnen die Stelle anboten, als eine Heimleitung gesucht wurde. Das berufliche Umfeld war in 75 Prozent der Fälle die treibende Kraft. Eine Befragte hingegen gab an, dass ihre Beförderung Eifersucht hervorgerufen habe. Mehr noch als Abschlüsse zählt die Erfahrung (erinnern wir uns, dass das Durchschnittsalter bei 46 Jahren liegt). Das bedeutet allerdings nicht, dass Weiterbildung keine Rolle spielt: 42 Prozent wollten an Weiterbildungsmaßnahmen teilnehmen und 67 Prozent wünschten sich eine Ausbildung in Qualitätskontrolle. Ein Drittel wäre mit einer Ausbildung als Führungskraft einverstanden, aber nur eine der zwölf Befragten zog die Universität für ihre Weiterbildung in Betracht. Dies spiegelt die Situation der französischen Krankenschwestern wider, denen im Gegensatz zur Mehrheit ihrer europäischen Kolleginnen nur selten eine anerkannte Weiterbildung angeboten wird. Universitätsabschlüsse wie ein Magister in Gesundheitsmanagement, der von der Universität Paris XIII angeboten wird und Krankenschwestern offen steht, beginnen gerade, im Berufsfeld anerkannt zu werden, sind aber nicht spezifisch pflegewissenschaftlich ausgerichtet.

4.4 Formelle und gelebte Ethik: Alte und neue Charta

Die Charta der pflegebedürftigen alten Heimbewohner, herausgegeben vom Gesundheitsministerium und der Nationalen Gerontologiestiftung, ist ein Leitfaden, an dem sich die meisten Heimeinrichtungen orientieren. Die Charta wurde 1999 herausgegeben und nimmt die Prinzipien der bereits 1987 erschienenen Charta der alten und pflegebedürftigen Menschen wieder auf. *Martine Aubry*, die Ministerin für Arbeit und Solidarität, unterstrich, dass die neue Ausgabe den tief greifenden Entwicklungen der letzten zehn Jahre Rechnung trage, und führte aus, dass die aktuelle Charta bekräftigen möchte, dass pflegebedürftige alte Menschen, unabhängig vom Grad ihrer Pflegebedürftigkeit und von ihrem Alter, die unverletzlichen Rechte eines jeden Menschen innehaben. Sie betonte den Respekt, den die Gesellschaft jeder alten Person schuldet. *»Alte Menschen haben die vollen Rechte eines Bürgers. Wenn sie pflegebedürftig werden, wird der Schutz ihrer Rechte und Freiheiten mehr als notwendig.«*

Diese Charta wurde jedoch zurückgezogen und durch die Veröffentlichung der Rechte alter pflegebedürftiger Heimbewohner ersetzt, die verpflichtend in den Eingängen aller Heime angebracht werden müssen und als Leitfaden für alle dienen. Dies zeigt die Entwicklung auf, die sich zu Gunsten der Heimbewohner getan hat. Wir sind über die hehren Prinzipien, die sich gewohnheitsmäßig eingestellt haben und mit viel gutem Willen, aber großer Verachtung für die pflegebedürftigen Personen einhergingen, hinaus. Manche dieser Prinzipien werden auch heute noch oft geäußert: *»Was gut für mich ist, ist auch gut für andere.«* Oder: *»Diese Behandlung wird den Zustand der Person verbessern, man muss alles unternehmen, damit sie sie erhält, sogar gegen ihren Willen und sogar, wenn es unangenehme Nebenwirkungen gibt.«* Oder sogar: *»Der Pflegende weiß besser als der Patient, was ihm guttut.«* *»Ich liebe meinen Patienten, also weiß ich auch, wie ich mich um ihn kümmern muss … ich übe diesen Beruf seit 20 Jahren aus, also ist meine Erfahrung ausreichend und ich benötige keine Weiterbildung.«* Oder schließlich: *»Gesunder Menschenverstand ist am besten für die Pflege alter Menschen.«*

Die Regel ist jetzt aber eher ein neuer und respektvoller Blick auf die tatsächlichen Bedürfnisse des alten Menschen. Wie auch immer der Grad seiner physischen oder psychischen Abhängigkeit sei und wie auch immer er sich ausdrückt (Grimassen, Gesten), ihm muss zugehört werden und er muss eine seinen Erwartungen gemäße Antwort erhalten.

Wenn man sich die Antworten der Direktorinnen und Abteilungsleiterinnen ansieht, wird nun deutlich, dass der Respekt das Hauptprinzip ist (er wird in 83 Prozent der Fälle genannt). Andere Prinzipien komplementieren und präzisieren diesen Respekt: der alte Mensch im Mittelpunkt der Pflege (58 Prozent), die Kommunikation (42 Prozent), Zuhören und Verfügbarkeit (33 Prozent) und sogar Schmerzbekämpfung (25 Prozent) und palliative Pflege (17 Prozent) sowie die Ablehnung der Fixation (17 Prozent).

Bei der Frage nach der ethischen Ausrichtung der Pflege werden die bereits genannten Prioritäten untermauert: Die Mehrzahl der Interviewpartner will die Autonomie des alten Menschen stützen (75 Prozent), das Wohlbefinden des alten Menschen fördern (50 Prozent), die Öffnung der Einrichtung nach außen weiterbetreiben (17 Prozent), um damit dem einzelnen Bewohner ein Sozialleben zu ermöglichen.

Hier scheint es von Bedeutung, dass die Qualität der Pflege nur noch für ein Viertel der Leiterinnen das wichtigste Prinzip ist, wohingegen der Respekt gegenüber dem Bewohner und die klientenzentrierte Fürsorge für alle Interviewteilnehmerinnen von zentraler Bedeutung war. 83 Prozent nannten diesen Punkt als ethische Grundregel. Die Schmerzbekämpfung (25 Prozent) – diese erlaubt dem Menschen, geistig agil zu bleiben, das Nicht-Fixieren (17 Prozent), das Zuhören und »Da-Sein« (33 Prozent) sind weitere Facetten dieser Betrachtungsweise. Für die Einrichtungen der stationären Altenpflege ist es von herausragender Bedeutung, ein Lebensprojekt mit und für die Bewohner zu entwickeln und das Heimkonzept dementsprechend auszurichten.[28]

4.4.1 Die ethischen Problemfelder

Es ist leider so, dass dieses idyllische Bild nicht immer der Realität entspricht und es eine Vielzahl ethischer Problemen gibt. Gewalt wird bei den Interviews häufiger als ein Problem angegeben. Jedoch handelt es sich hier um eine Gewaltform, die unabsichtlich geschieht. Gelegentliche physische Gewalt kommt in 50 Prozent der Fälle vor und ist bis auf eine Ausnahme nicht vorsätzlich. Es handelt sich hier um ungeschickte Gesten oder Hilfsgriffe bei verwirrten Personen, die ausgeführt werden, um Stürze und Verletzungen zu verhindern, die aber von der pflegebedürftigen Person als Gewalt erlebt werden, gegen die es zu kämpfen gilt. Das ethische Problem ist also, zwischen dem Risiko und dem Wunsch der Person abzuwägen! Verbale Gewalt ist häufiger (75 Prozent) und geschieht auch eher vorsätzlich (83 Prozent). Es ist nicht immer einfach, im Umgang mit aggressiven Bewohnern ruhig zu bleiben, vor allem, wenn sich die Mehrheit aggressiv verhält. Da ist die Versuchung, die Stimme zu heben, groß. Dies steht natürlich im Widerspruch zum empfohlenen Verhalten zur Beruhigung von verwirrten Menschen. Ebenso groß ist die Versuchung, einen alten Menschen zu »erziehen«, obwohl dieser nichts anderes tut, als seine Unzufriedenheit mit seiner Abhängigkeit und seinem Leiden auszudrücken.

Vernachlässigungen finden in 75 Prozent der Fälle gelegentlich statt. Unter Vernachlässigung werden hier Verhaltensweisen verstanden, die kein sichtbares Risiko zur Folge haben, wie z. B. verspätetes Antworten auf eine Klingel, die Weigerung, einen Ersatzteller zu holen, schlecht gesäuberter Haushalt oder Fehler bei der Wäschesortierung. Dieser alarmierende Punkt steht in einem direkten Zusammenhang mit dem Personalmangel (67 Prozent der Fälle) und der mangelnden Ausbildung des Personals (92 Prozent wünschen sich mehr und besser ausgebildetes Personal). Vernachlässigungen erscheinen weniger schlimm als Gewalt! Aber ist das auch der Fall? Vernachlässigungen können von alten Menschen als Verstoß gegen ihre Würde erlebt werden und das »Syndrom des Abgleitens« in unethische Verhaltensweisen hervorrufen, das 17 Prozent der Befragten als Konfliktsituation wahrnehmen!

Gewalt in der Pflege wird häufig mit der Ausweglosigkeit der Situation legitimiert, die keine anderen Mittel zulasse. Vergleichbar mit der Medizin wurde die Situation des »Schlechten, um Gutes zu tun« bis in die letzten Jahre hinein anerkannt und es kommt leider immer noch vor. So werden häufig noch Personen zum Essen oder zum Schlucken einer Tablette gezwungen, die für die Gesundheit notwendig ist, ohne zu hinterfragen, warum sie verweigert wird! Manchmal fehlt dem Personal die Zeit und die Fähigkeit zum Verhandeln.

Gewalt der Angehörigen gegenüber den Pflegebedürftigen und in Ausnahmen auch gegenüber dem Pflegepersonal wird in 67 Prozent der Fälle genannt. Diese Zahl muss jedoch gewichtet werden, da die gleichen 67 Prozent sagen, dass die Gewalt vor allem und wiederholt von einer kleinen Anzahl von Familien ausgeht. In der Tat ist Aggressivität meistens mit Angst zum Zeitpunkt der Heimeinweisung und dem Schuldgefühl verbunden, nicht mehr für seine Eltern sorgen zu können. Die Einrichtung oder das Pflegepersonal dienen dann als Blitzableiter. Das Pflegeteam sieht sich häufig mit dem Wunsch der Familie konfrontiert, der alte Mensch möge um jeden Preis fixiert werden und im Falle der Essensverweigerung auch mit einer Sonde ernährt werden.

Die Einigung auf ein bestimmtes Vorgehen im Falle der Pflegebedürftigkeit wird von einem Drittel der Befragten als Konfliktsituation benannt und dies kann mit Machtkämpfen verbunden sein (0,8 Prozent). Es kann zum Beispiel einen Konflikt zwischen verschiedenen Pflegekräften und dem Bewohner geben oder zwischen dem Arzt, der Familie und dem Pflegeteam selbst. Jeder hat seine eigenen Ideen darüber, was im Pflegeprojekt oder im Lebensprojekt des Patienten gut ist, und diese Ideen können durchaus widersprüchlich sein. In der Regel gilt, dass sich schlecht ausgebildetes Personal, inklusive der Ärzte und Krankenschwestern, auf seinen Instinkt bzw. sein Herz verlässt, während die Psychologie lehrt, Abstand zu nehmen: »*Was gut für mich ist, ist nicht unbedingt gut für dich.*«

Aggressivität seitens der alten Menschen kommt nur gelegentlich in 75 Prozent der Fälle vor und wird einstimmig als Symptom einer Zurückweisung einer unerträglichen Situation und ausnahmsweise als Zurückweisung des Pflegepersonals angesehen.[29]

Eine offene Diskriminierung Verwirrter, die etwa die Hälfte der Bewohner in Langzeitheimen ausmachen (44,83 Prozent) und von denen wiederum die Hälfte (24,17 Prozent) stärkere Pflege und Kontrolle wegen einer möglichen Fremdgefährdung braucht, findet nicht statt. In 58 Prozent der Fälle leben sie mit den anderen Bewohnern und in einem Drittel der Fälle werden sie zeitweise verlegt (etwa für die Mahlzeiten und in der Nacht), weil ihr Zustand dann nur schwer von nicht-verwirrten Bewohnern zu ertragen ist.

Das einzige Problem in der überwiegenden Mehrheit der Fälle ist die unzureichende Gebäudesituation. Dies ist auf den starken Anstieg der an Alzheimer oder Arteriosklerose erkrankten Personen zurückzuführen, was zweifelsohne mit dem Anstieg der Lebenserwartung in Zusammenhang steht und die Bewohnerstruktur in den letzten Jahren stark verändert hat. Es wäre interessant, in einigen Jahren eine Erhebung darüber vorzunehmen, ob die neu gebauten Einrichtungen diesem Element gerecht werden.

Das Verhältnis der Direktorinnen gegenüber den Trägerorganisationen und der Verwaltung ist nicht spannungsfrei. In allen Fällen haben die Direktorinnen die volle Verantwortung für ihre Abteilungen und es findet nur eine finanzielle (92 Prozent) oder juristische Kontrolle statt (92 Prozent). Das Verhältnis zu den Vorgesetzten fußt auf Respekt (92 Prozent) und Beteiligung (75 Prozent). Ethische, legale und wirtschaftliche Aspekte ergänzen sich. Die Texte von 1999, die in sehr detaillierter Weise das Leben in stationären Einrichtungen organisierten, griffen auf die Charta pflegebedürftiger alter Menschen zurück, die von allen Managern anerkannt wird. Diese Texte machten die Qualitätskontrolle zur Pflicht und 91 Prozent der Befragten benannten dies als eines ihrer unmittelbar anstehenden Projekte. Außerdem wurden Konkurrenz und die Beteiligung der Familien und Bewohner an den Heimräten gewünscht (d. h. ein verpflichtendes beratendes Organ, an dem die Direktion, die Familien, Bewohner,

Personal und Trägerorganisationen teilnehmen). Auf diese Weise soll eine eventuelle Vernachlässigung seitens der Heimleitungen hinsichtlich der Qualitätskontrolle vermieden werden.

Im Umgang mit den Mitarbeiterinnen und Bewohnern legten die befragten Führungskräfte großen Wert auf Kommunikation und Beteiligung (83 Prozent) sowie auf den Respekt vor dem alten Menschen (67 Prozent). Entscheidungen über verwirrte Personen müssen im Team getroffen werden. Aber, wie *Grassin* und *Pochard* meinen, »*das Ziel der Diskussion ist nicht der Konsens, sondern das Einverständnis aller, kritisch alle Argumente zu beleuchten, die im Entscheidungsprozess erörtert werden müssen, um eine Entscheidung zu ermöglichen.*«[30]

Dies kann nur im Rahmen eines partizipativen Führungsstils stattfinden, der auch von 92 Prozent der Befragten laut ihrer Selbstbeschreibungen praktiziert wird. Allerdings behalten sich mehr als die Hälfte der Befragten (67 Prozent) das Recht vor, die endgültige Entscheidung zu fällen. »*Kollegialität muss als notwendige Bedingung im Entscheidungsprozess verstanden werden, die den Verantwortlichen in die Lage versetzt, eine Entscheidung zu treffen.*«[31]. In Altenheimen ist dies die Direktion.

Es ist gemeinhin anerkannt, dass das Pflegepersonal verantwortlich sein muss. Systematische Sanktionen sind selten (17 Prozent), existieren aber in 83 Prozent der Fälle, wenn der vorgeworfene Fehler eine andere Person gefährdet oder sich gar wiederholt. Die allgemeine Antwort (100 Prozent) auf all diese ethischen Probleme ist Weiterbildung. Es ist klar, dass guter Wille allein nicht mehr ausreicht, ebenso wenig wie Erfahrungen. Die Fürsorge für pflegebedürftige alte Menschen in Strukturen der Altenpflege ist keine natürliche Gabe. Sie muss erlernt und gelehrt werden. Im Familienleben ist dies eine neue Erkenntnis, da alte Menschen traditionellerweise zu Hause wohnen blieben. Die moderne Wohnsituation und der damit einhergehende Lebensstil

lassen dies nicht mehr zu. Wie kann man eine an Alzheimer erkrankte Person allein in einem Haus lassen, in dem Gas, Elektrizität, Treppen und fließendes Wasser nur einige der unmittelbaren Gefahren darstellen? Wie kann man das Risiko eingehen, dass die Person allein das Haus verlässt, sich in der Stadt verläuft und sich auch nicht helfen lassen kann, da die Welt eben nicht mehr ein kleines Dorf ist, in dem jeder jeden kennt und auf andere aufpasst? Und wie kann man alte Menschen im Heim beschäftigen, wie kann man ihrem Leben Sinn geben, wenn sie unsere Freizeitgesellschaft nicht gekannt haben, sondern nur ein Leben voller Arbeit? Wie kann man eine Person respektieren, die nicht mehr weiß, wer sie ist? Wie kann man mit jemandem in Kontakt treten, der nicht mehr sprechen kann? Wie kann man die Wünsche einer Person respektieren, die sie nicht mehr ausdrücken kann?

Angesichts all dieser Fragen ist der Wunsch nach Unterstützung durch einen Psychologen (75 Prozent) und durch einen Juristen (25 Prozent) am größten. Der Psychologe wird vor allem in der Konfliktprävention oder Konfliktlösung gewünscht. Juristen wären dann erforderlich, wenn die Konflikte nicht mehr durch einfache Verhandlungen gelöst werden können. Weitere Hilfen durch andere Professionen wie Arzt (17 Prozent), Sozialarbeiter (0,08 Prozent) oder Direktionsassistentin (17 Prozent) stehen hintenan.

4.4.2 Ethikstandards der Pflegeteams

Ethische Hilfsmittel wie ethische Gespräche und Ethikkommissionen existieren derzeit nur auf einer informellen Basis (92 Prozent) und werden vor allem als Reaktion auf ein Problem eingesetzt (67 Prozent). Aber bereits 17 Prozent überlegen, ein Programm mit regelmäßigen Sitzungen einzurichten. So organisieren einige Häuser Treffen mit allen an der Fürsorge im Heim Beteiligten, d. h. der Familie, dem leitenden Arzt, der Heimleitung, dem Psychologen und dem

Pflegeteam, um die Situation zu analysieren und eventuell auch zu verbessern. Man stellt fest, dass der alte Mensch an dieser Sitzung nicht teilnimmt! Es muss noch deutlich werden, dass er im Mittelpunkt des Lebensprojektes und der Pflege steht und dass die anderen seine Vermittler sind.

Die Charta Alter Abhängiger Personen, die spontan von 73 Prozent genannt wurde, ist hier schon mehr als ein Anfang. Eine Ethikkommission ist ebenfalls von allen gewünscht (100 Prozent). Wenn sie derzeit noch nicht offiziell existiert, so wird dies doch bald der Fall sein. Der Verein JAL-MAV (übersetzt etwa »Das Leben bis zum Tode begleiten«), der von einer Direktorin erwähnt wurde und der ursprünglich ein Verein zur Entwicklung der palliativen Pflege war, zeigt, dass er bereits als Ort der ethischen Reflexion im Bereich der Altenpflege dient. Ein anderes Beispiel ist ME-DIDEP, der zahlenmäßig größte Mitgliedsverband im EHPAD (Vereinigung der Altenheime in Frankreich), der bereits seine eigene Ethikkommission eingerichtet hat. Diese Kommissionen (im Gegensatz zu den bereits zitierten Heimräten, die ein Mitspracherecht in Organisationsfragen haben) scheinen allerdings die Thematik der pflegebedürftigen Alten in ihren Debatten nicht zu behandeln. Wird dies vielleicht der nächste Schritt sein?

4.5 Schlussfolgerungen

Angesichts der Fürsorge für pflegebedürftige alte Menschen in Frankreich stehen wir vor einem Paradox: Die öffentliche Hand zeigt sehr deutlich (Drei-Parteien-Vertrag, Charta der älteren pflegebedürftigen Personen in Heimen, Qualitätskontrolle), dass sie willens ist, sowohl qualitative als auch ethische Normen in die Pflege zu transferieren. Darin wird sie von den Pflegemanagerinnen unterstützt. Diese sehen sich vor Gesetzen, vor dem sich in voller Expansion befindlichen Markt und damit vor wachsender Konkurrenz und gegenseitiger Kontrolle.

Aber die notwendigen menschlichen Mittel stehen nicht zur Verfügung, um diesem Willen zu entsprechen.

Die Gehälter in der Altenpflege sind zu niedrig, um attraktiv zu sein. Die Ausbildung und die erforderlichen Diplome sind nicht an die neuen Gegebenheiten angepasst. Das Diplom einer pflegerischen Hilfskraft ist zu medizinisch ausgerichtet, das Diplom einer psychologisch-medizinischen Assistentin ist für die Versorgung Behinderter gedacht und das Diplom der Krankenschwester ist zu allgemein. Dies sind die einzigen Diplome, die in der Fürsorge für alte pflegebedürftige Menschen in Heimen anerkannt sind, und sie decken bei weitem nicht die vor Ort geforderten Kompetenzen ab. Neue Abschlüsse sind im Aufbau befindlich und müssen jetzt entgegen dem Widerstand der alten Ausbildungsberufe anerkannt werden. Auf dem Spiel steht dabei die Fürsorge für eine immer zahlreichere Bevölkerung.

4.6 Die ideale Einrichtung

Wenn man die Aufzählung der ethischen Standards, der Prioritäten und der Zukunftsvisionen, die von den Direktoren genannt wurden, als Indikator nimmt, so kann man eine Skizze einer idealen Einrichtung zeichnen.

Der alte Mensch behält die Kontrolle über sein Leben und muss im Falle einer Übersiedlung in Einrichtungen der stationären Altenpflege seine Zustimmung geben.[32] Die Qualität der Pflege und der Fürsorge sollten den Problemen, die mit Schmerz und Abhängigkeit verbunden sind, entgegenwirken. Die Menschen werden von ausgebildeten und kompetenten Pflegekräften versorgt. Diese wissen, wie sie professionell mit Problemlagen umgehen müssen. Die Erkrankung darf dabei nicht bremsend wirken. Die Autonomie des alten Menschen muss so weit wie möglich erhalten bleiben.

Auch eine alte, pflegebedürftige Person kann, wenn sie respektiert und ihr Gehör geschenkt wird, ihre Wünsche zum Ausdruck bringen und das Pflegeteam kann alles in Bewegung setzen, um diese so weit wie möglich zu erfüllen. Das Team wird auch in der Lage sein, einen versteckten Wunsch erkennen zu können und mit der Person einen Kompromiss hinsichtlich der Realisierbarkeit dieses Wunsches aushandeln zu können. Das Team entwickelt mit jedem Bewohner ein individuelles Lebensprojekt.

Die Pflegeeinrichtung ist ein nach außen offener Lebensort, in dem der alte Mensch seine Intimität und sein Privatleben bewahrt (zumindest sein eigenes Zimmer) und Besucher empfangen kann. Die Familie nimmt eine privilegierte Stellung ein, ohne für die alte Person zu entscheiden. Vielfältige stimulierende Aktivitäten stehen zur Auswahl, um am Gemeinschaftsleben teilnehmen zu können.

Dieser Ort erlaubt es dem Bewohner, ein aktives Mitglied der Gesellschaft, in der er lebt, zu sein und seine Lebenserfahrungen teilen zu können.

Am Lebensende wird der alte Mensch von einem Team umgeben sein, das seine Wünsche respektiert und ihn in einem würdevollen Tod ohne Schmerzen begleitet.

Eine wichtige Voraussetzung dazu ist das gut ausgebildete Personal. Dies ist eine Herausforderung für die Direktoren, aber auch für die öffentliche Hand, da dadurch Kosten entstehen, die ohne Beteiligung des Staates nicht von allen bezahlbar sind.

Anmerkungen

[20] Mein Dank geht an erster Stelle an Olivia Dibelius, die es mir gestattet hat, ihren ausgezeichneten Interviewleitfaden zu benutzen. Es ist immer außerordentlich bereichernd, Abstand von seiner Praxis zu gewinnen, da ein derartiges Sich-in-Frage-Stellen Fortschritt ermöglicht. Ich bedanke mich weiterhin bei meinen Kolleginnen und Kollegen, die freundlicherweise ein wenig ihrer wertvollen Zeit geopfert haben, um mit mir zu reflektieren, und die mir ihre Überzeugungen und Gründe für ihr Engagement offengelegt haben.

[21] Enquête Décideurs gérontologie – IPES – DECIDEURS N° 40 – juin-juillet 2001 – S. 19

[22] Quelle: INSEE. Bulletin Information Spécial Geront'-Expo – FFEHPA 2000

[23] Reybard, P.: Les Résidences pour Personnes Agées Les enjeux et perspectives du marché de l'hébergement des personnes âgées, Eurostaf étude stratégique, présentation de l'étude, 2001.

[24] Enquête Décideurs gérontologie – IPES – DECIDEURS N° 40 – juin-juillet 2001 – S. 19

[25] ebd. S.28

[26] Erlass n°99–316 vom 26. April 1999 zu den Zahlungs- und Kostenmodalitäten in Altenheimen – J0 vom 27. April 1999

[27] Enquête Décideurs gérontologie – IPES – DECIDEURS N° 40 – juin-juillet 2001 –S. 28

[28] Cahier des charges de la convention pluriannuelle prévue à l'Article 5–1 de la Loi n° 75–535 modifiée le 30 juin 1975

[29] Cnockaert, X.; Letellier, C.; Mostefai, Y.: Agressivité et Sujet Agé en Institution, Revue Medical 1997

[30] Grassin, M.; Pochard, F.: Prise de Décision : responsabilité et collégialité, S. 2, 2000

[31] ebd. S.4

[32] Bernillon, C.: Comment préparer la personne âgée à l'annonce d'un placement définitif en long séjour

Literatur

Austruy, Ph.; Rollandi, Ph.: Sante Volee – Une faillite sur Ordonnances. Le Cherche Midi Editeur, coll Documents – Oct 99.

Bernillon, C.: Comment préparer la personne âgée à l'annonce d'un placement définitif en long séjour –Diplôme d'Université. Lyon – Université Claude Bernard. 1999.

Besnier, E.: Approche infirmière du Syndrome de Glissement: Perspectives de diagnostics infirmier potentiels, Mémoire de Maîtrise: Science de la Vie-Bobigny, Université Paris-Nord 1992.

Cnockaert, X.; Letellier, C.; Mostefai, Y.: Agressivité et Sujet Agé en Institution, Revue Médical 1997.

Grassin, M.; Pochard, F.: Prise de Décision: responsabilité et collégialité, réseau Disc-Doc, INSERM – 2000.

Henry, S.; Ylieff, M.: Mieux vivre et mieux communiquer avec la Personne »Alzheimer«. Une première expérience d'un groupe de travail avec les accompagnants – Médiathèque de la Ligue Alzheimer.

Longneaux, J. M.: Comment concilier les attentes des familles et les capacités des soignants?, – Médiathèque de la Ligue Alzheimer – 2001.

Longneaux, J.M.: Les soignants (familiaux et professionnels) face à leurs limites. L'approche éthique, – Médiathèque de la Ligue Alzheimer – 2000.

Martin, J.R.: L'infirmier Général et la Violence en Gériatrie Quel projet pour une meilleure qualité de vie – mémoire, ENSP 1992.

Reybard, P.: Les Résidences pour Personnes Agées Les enjeux et perspectives du marché de l'hébergement des personnes âgées, Eurostaf étude stratégique 6 2001.

décret n° 99-316 du 26 avril 1999 relatif aux modalités de tarification et de financement des établissements hébergeant des personnes âgées dépendantes – Journal 0fficiel 27 avril 1999.

Ylieff, M.; Nicolas, J.: Communiquer: s'écouter et se comprendre– Médiathèque de la Ligue Alzheimer – 2000.

5. Mit knappen Ressourcen (über)leben

Verteilungsgerechtigkeit und Pflege.
Perspektiven im britischen Gesundheitswesen

Marianne Arndt (S. M. Benedicta) (Deutschland)

Abstract

Durch den Blick über die Grenzen der eigenen Erfahrung schärfen sich die Konturen. So ist es sinnvoll und hilfreich, zu schauen, wie unsere Nachbarn in Großbritannien mit dem Problem der Ressourcenknappheit umgegangen sind und umgehen. Im vorliegenden Kapitel wird ein Überblick über die Entwicklung des Nationalen Gesundheitssystems gegeben. Dieser Überblick erfolgt aus der Perspektive der Ethik im Gesundheitswesen und befasst sich vor allem mit der Situation der Pflegekräfte. Inwieweit gegebene Situationen als Chancen zur Weiterentwicklung genutzt werden, wird am Beispiel der britischen Erfahrungen gezeigt. Im vorliegenden Kapitel werden neben berufspolitischen Aspekten auch Einzelheiten zu Fragen der Verteilungsgerechtigkeit im Gesundheitswesen aus allgemein ethischer Sicht dargestellt.

5.1 Einleitung

In den vergangenen 20 Jahren erfuhr das Britische Gesundheitswesen grundlegende Veränderungen, die auch die Pflege und die Pflegekräfte mitbetrafen.

Wie in anderen europäischen Ländern stellten Medizintechnik und pharmazeutische Industrie mehr und bessere Möglichkeiten zur Behandlung von Krankheiten zur Verfügung. Die medizinische Versorgung expandierte und verteuerte sich entsprechend. Der Kostenexplosion im Gesundheitswesen musste begegnet werden, denn an den monitären staatlichen Ressourcen hatten auch andere Bereiche Interesse. Das Nachdenken über Einsparungen begann. Es wurde auch

angeregt und bewegt durch Entwicklungen in den USA. Angesichts der sich ausweitenden Angebote auf dem Gesundheitsmarkt in den 70er Jahren wurde hier versucht, für den Großteil der Bevölkerung zumindest eine medizinische Grundversorgung zu garantieren. Hiermit ergaben sich Fragen bezüglich einer gerechten Verteilung von Angeboten im Gesundheitswesen, die die Patienten nicht bezahlen konnten. Man brauchte Systeme zur Einstufung und zur Bewertung von Bedürfnissen. Konkrete Orte für stationäre und außerklinische Behandlung und Pflege mussten entsprechend organisiert und ausgebaut bzw. neu geschaffen werden.

Wenn bis vor ca. 20 Jahren in Großbritannien wie auch in anderen europäischen Staaten diesen Entwicklungen vor allem mit offenen Rationalisierungsmaßnahmen begegnet werden sollte, so begann doch gleichzeitig auch eine implizite Rationierung.

In der Vergangenheit antwortete die Pflege in Großbritannien in politisch gestützter Selbstverantwortung auf die jeweiligen Veränderungen im Gesundheitswesen. Die einst gefestigt erscheinende britische Pflegetradition sah sich jedoch seit Beginn der 80er Jahre mit tief greifenden Reformen im Gesundheitswesen vor neue und schwierige Fragen gestellt. In diesem Kapitel wird versucht, die moralischen Perspektiven, die für die Pflege in Großbritannien tragend waren und sind, auf dem Hintergrund politischer und wirtschaftlicher Veränderungen darzustellen. Es werden Entwicklungen nachgezeichnet, die Ansätze zur gerechteren und besseren Strukturierung und Organisation von Gesundheitssorge zeigen. Es werden ebenso Fehlentwicklungen auf dem Hintergrund von problematischen Entscheidungen beschrieben wie Herausforderungen, die sich speziell an die Pflege richteten. Wie Pflegekräfte diesen Herausforderungen begegneten, ist ein weiterer zentraler Gegenstand dieses Kapitels. Ein anderer Schwerpunkt liegt auf einer zusammenfassenden Darstellung von Grundlagen zu Rationierungs- und Rationalisierungsentscheidungen. Beispiele aus dem europäischen und außereuropäischen Ausland zeigen die Bedeutung der Thematik insgesamt auf und weisen über die britische Perspektive hinaus.

5.2 Das neue System: Pflege als Teil des Nationalen Gesundheitsdienstes

Um den Lebensstandard der britischen Bevölkerung nach dem Zweiten Weltkrieg zu heben, wurde 1948 in Großbritannien der Nationale Gesundheitsdienst (National Health Service, NHS) geschaffen. Ein Schwerpunkt in der Ausgestaltung des Gesundheitswesens lag in der Annahme, dass Gesundheit und Lebensqualität einander bedingen. Die Prämissen für die neue staatliche Einrichtung waren, dass für alle Bürger eine effektive und gerechte gesundheitliche Grundversorgung angeboten werden sollte, die über Steuern finanziert und nicht kommerziell gebunden sein sollte. Jeder britische Bürger sollte die Angebote des Gesundheitsdienstes im ambulanten und stationären Bereich, ohne weitere Zuzahlungen, direkt nutzen können. Die zuordnende Verteilung der Angebote sollte sich an den Bedürfnissen des Einzelnen ausrichten.

Mit dem National Health Service Act (Gesetz zum Nationalen Gesundheitsdienst) der Nachkriegs-Labour-Regierung begann 1946 eine zentralistische Neuordnung der Gesundheitsdienste. Wesentliche Bestandteile des Gesundheitsplanes waren die Bekämpfung von Armut durch zunehmende Beschäftigung, bessere Lebensverhältnisse durch das Schaffen preiswerten Wohnraumes und die Erziehung und Bildung der Bevölkerung hinsichtlich einer gesünderen Lebensweise.

Beveridge, der Architekt des Systems, erwartete eine schrittweise Verbesserung der Gesundheit der britischen Bevölkerung und damit eine zunehmende Reduktion der notwendigen Ausgaben, wenn erst ein angemessener Gesundheitsstand der Bevölkerung erreicht sei.

Ein Schwerpunkt der Neuordnung lag auf dem Aus- und Aufbau flächendeckender klinischer Versorgungsangebote. Diese erstreckten sich über die Akut- und Notfallambulanzen auf die chirurgischen und medizinischen klinischen Bereiche und auch auf ambulante Sprechstunden für medizinische Spezialgebiete. Krankenhausärzte, Pflegepersonal und weitere Angestellte in Laboratorien und Verwaltung wie auch in zugeordneten Diensten der klinischen Einrichtungen wurden Angestellte des National Health Service (NHS). Obwohl zunächst Gegenstand heftiger Kritik von Seiten der niedergelassenen Ärzte, die hier ihre professionelle Autorität und Autonomie bedroht sahen, traten die meisten Hausärzte ebenfalls in den Dienst des NHS. Sonderkonditionen erlaubten Krankenhaus- wie auch Hausärzten die Weiterführung von Privat-Praxen (vgl. *Holliday* 1995).

Entscheidungsträger in den klinischen Einrichtungen und in den behördlichen Gesundheitsstrukturen auf nationaler und auf regionaler Ebene waren Vertreter der Ärzteschaft wie auch der Pflege gemeinsam mit staatlichen Verwaltungsbeamten, Finanz- und Wirtschaftsexperten. Außerklinische Aspekte der gesundheitlichen Versorgung, wie die Pflege in Altenheimen und Anstalten wie auch im häuslichen Bereich, lagen zunächst außerhalb des NHS in der jeweiligen Verantwortung der lokalen und regionalen Verwaltungsstruktur. Hier war eine enge Zusammenarbeit vorgesehen. Bis 1974 waren jedoch sämtliche Angebote im Bereich der Gesundheitsdienste unter dem Dach des NHS vereinigt. Auf lokaler Ebene sollten Community Health Councils (Kommunale Gesundheitsräte) – zusammengesetzt aus nicht-professionellen Mitgliedern der Bevölkerung – die Verbindung zwischen den einzelnen Einrichtungen sicherstellen und eine demokratische Mitsprache verwirklichen.

Mit diesen Regelungen war dem Ausbau der Akutmedizin eindeutiger Vorrang gegeben. Obwohl Pflegekräfte ihre Eigenständigkeit entwickeln konnten, war doch ihre zunehmende Abhängigkeit von Medizin und Medizintechnologie vorprogrammiert. Die medizinische Autorität bestimmte die konkrete Ausgestaltung der Dienste. Hierin unterschied sich die Gesundheitsversorgung in Großbritannien wenig von den Systemen anderer Länder. Um jedoch eine erweiterte demokratische Mitwirkung der größten Gruppe im NHS zu gewährleisten, wurden auf dem Hintergrund des Nursing Aktes von 1948 (Gesetz zur Selbstverwaltung der Pflege) die Weichen zur Selbstverwaltung und Selbstorganisation der Pflege gestellt. Mit diesem Gesetz wurden die Voraussetzungen dafür geschaffen, dass Pflegekräfte Ausbildung, Registrierung, Weiterbildung und Disziplinierung selbst gestalten und verantworten konnten.

5.2.1 Finanzielle Aspekte des NHS

Die Hoffnung auf Finanzierungsstabilität sollte sich im neuen System allerdings nicht erfüllen (vgl. *New* und *Le Grand* 1996). Die Nachfrage nach medizinischen Leistungen stieg rapide an und schon 1951 mussten zusätzliche Geldquellen aufgetan werden. Dies begann mit zunächst geringen Zuzahlungsforderungen bei Rezepten, Brillen und Hörgeräten. Somit wurde der Traum einer freien staatlichen Gesundheitssorge niemals ganz verwirklicht. Unterfinanzierung war eine der großen Klagen über das sonst sehr gelobte und gehätschelte Kind der Briten (siehe auch *Bahro* et al. 2001). So waren implizite Rationierungsmaßnahmen von Beginn an schicksalhaft Teil des NHS. Im

	% vom BSP	Pro Kopf Ausgaben
Griechenland	5,4	295
Portugal	5,8	337
Dänemark	6,4	1249
Spanien	6,7	643
GB	6,8	814
Japan	6,9	1650
Norwegen	7,8	1367
Belgien	8,1	1214
Australien	8,2	949
Schweden	8,2	1317
Finnland	8,3	1001
Niederlande	8,4	1234
Italien	8,6	1122
Deutschland	8,5	1677
Österreich	8,8	1513
Schweiz	9,1	2176
Frankreich	9,2	1435
Kanada	9,9	1447
USA	15,7	2816

Tabelle 1: Pro-Kopf-Ausgaben im Gesundheitssystem. Angaben in britischen Pfund. (Quelle: Office of Health Economics, 1995, vgl. Holliday 1995)

internationalen Vergleich lagen und liegen die Ausgaben Großbritanniens für das Gesundheitssystem niedrig (Tabelle 1).

Das Finanzierungssystem über Steuern erlaubte einerseits Einsparungen im Bereich der Zuteilungen, andererseits entwickelte sich im Laufe der nächsten Jahrzehnte ein immer komplexerer Administrationsapparat mit immer schwerfälligeren Entscheidungswegen. Die Kontrolle über Ausgaben und Effektivität/Effizienz wurde immer schwieriger.

Mit zunehmender technischer Entwicklung und mit wachsender Geldknappheit trat der britische Pragmatismus auf den Plan. Regionale Bürgerinitiativen ermöglichten den Bau von Intensivpflege- und therapieeinheiten, von Hämodialysestationen und anderen unterstützenden Einrichtungen. Die League of Hospital Friends (Verband der Krankenhausfreunde) oder die »Green Ladies« kümmerten sich vor Ort um das Wohlergehen von Patienten und Krankenhauspersonal. Auf Spendenbasis wurden Kantinen eingerichtet, Patientenwäsche gewaschen und Krankenhausbibliotheken eingerichtet. Die personelle Besetzung erfolgte freiwillig und ohne Entgelt. Die Briten zeigten und zeigen weiterhin einen beispiellosen persönlichen Einsatz in der Gemeinwesenarbeit. Diese Einrichtungen und Initiativen sind inzwischen zur Tradition im britischen Gesundheitswesen geworden und kaum mehr aus dem Klinikalltag fortzudenken.

5.2.2 Pflege in der Krise

In den ersten 30 Jahren des NHS hatten Pflegekräfte die Möglichkeit, eigene berufliche Positionen zu festigen und Strukturen zu schaffen, die ihnen einen hohen Grad an Eigenständigkeit und Mitbestimmung sicherten. Dies sollte sich als notwendig erweisen, um zwei Bedrohungen kreativ begegnen zu können: (1) der Identitätskrise der Pflege und (2) der Finanzkrise des NHS. Beide Krisen sind abhängig voneinander.

Im Folgenden werden zunächst die Identitätskrise der Pflege und dann die Finanzkrise des NHS einer kritischen Beurteilung unterzogen und die konkreten Auswirkungen auf die Entwicklung der Pflege in Großbritannien aufgezeigt.

5.2.2.1 Die Identitätskrise der Pflege

Das NHS wurde von einem eindeutigen medizinischen Modell der Gesundheit und der Gesundheitssorge getragen. Schon früh erkannten Pflegekräfte die Auswirkungen, die eine Bindung an ein solches System nach sich ziehen musste. Medizinischer Fortschritt bedeutete nicht im gleichen Maße auch Fortschritt in der Pflege. Mit der zunehmenden Medizinalisierung von Krankheit und von Gesundheit gerieten Pflegekräfte mehr und mehr in die Abhängigkeit von jenen, die den medizinischen Fortschritt trugen und bewirkten. Pflegekräfte wurden wohl gebraucht, waren als

spezifische Berufsgruppe jedoch nicht unersetzlich. Persönliche Zuwendung und geschickte Pflege im Umgang mit Krisen im Rahmen von Geburt, Krankheit und Tod wurden zunehmend durch medizinische Möglichkeiten ersetzbar. Technische wie auch pharmakologische Mittel standen zur Verfügung, um Krankheiten zu begegnen, eine Geburt zu steuern und den Tod hinauszuzögern.

Hinsichtlich pflegerischer Aufgaben und spezifischer Tätigkeiten umschrieben und entwickelten die Pflegekräfte jedoch eigene ethische Standards, die ihre direkte Verantwortung gegenüber Patienten, Angehörigen und Kollegen definierten und auslegten. Ethik wurde seit den frühen 70er Jahren zum Lehr- und Lerngegenstand in Aus-, Fort- und Weiterbildung. Pflegelehrbücher wiesen schon in den 60er Jahren eigene Ethikkapitel auf; seit dieser Zeit erscheinen Fachzeitschriftenartikel zu spezifischen Ethikthemen wie auch Ethiktexte in Monografien. Allerdings ist nicht zu übersehen, dass auch Mediziner, Theologen und Philosophen für die Pflege schrieben. Erste umfassende Texte zur Ethik in der Pflege erschienen im englischen Sprachraum ab 1976 (vgl. *Bergman* 1976). Nicht zuletzt wurde Großbritannien hier durch Entwicklungen in den USA beeinflusst, wo ähnliche Entwicklungen zu beobachten waren. So beziehen sich die offiziellen ersten beruflichen Verhaltensregeln (Code of Professional Conduct) von 1972 auf drei wesentliche Punkte:

1. Accountability (Rechenschaftspflicht) den Patienten, ihren Angehörigen, den Kollegen und der Bevölkerung gegenüber
2. Advocacy (Fürsprecherrolle), um die Belange von Patienten im Rahmen des Gesundheitssystems zu vertreten
3. Autonomy (berufliche Autonomie), Verantwortung für die Weiterentwicklung der beruflichen Eigenständigkeit, die notwendig ist, damit die ersten beiden Aspekte zu ihrem Recht kommen können (vgl. *Arndt* 1997; *Thompson* et al. 1983)

Der Code of Professional Conduct hat inzwischen die vierte Neuauflage erfahren (vgl. *Tschudin* 1986/1992; *Watson* 1995).

Die Pflegeverbände Großbritanniens, RCN – Royal College of Nursing, Gewerkschaften und der Britische Pflegerat (GNC – General Nursing Council, später UKCC – United Kingdom Central Council for Nursing, Midwifery and Healthvisiting und seit 2002 NMC – Nursing and Midwifery Council, *Rat für die Pflege und das Hebammenwesen*) sorgten dafür, dass diese Begriffe in der Pflegeöffentlichkeit, aber auch in der politischen Öffentlichkeit debattiert wurden. In Zeitschriftenartikeln, in Konferenzen und im Rahmen des Pflegeunterrichtes setzten sich Pflegekräfte mit diesen Punkten intensiv auseinander. Dies stärkte ihr Selbstverständnis und bereitete angesichts medizinischer Entscheidungsgewalt im Gesundheitswesen den Boden vor für weitere Entwicklungen, die im Rahmen der allgemeinen Kostenexplosion im Gesundheitswesen die vergangenen 20 Jahre prägten.

5.2.2.2 Finanzkrise im britischen Gesundheitswesen

Nach traditioneller NHS Maxime konnte jeder Bürger Leistungen aus dem Gesundheitssystem »*entsprechend seiner Bedürfnisse*« erwarten. Bedürfnisse wurden krankheitsorientiert gesehen und medizinisch definiert (vgl. *Fatchett* 1998). Mit der stetigen Entwicklung von diagnostischen und therapeutischen Möglichkeiten erweiterten sich diese »Bedürfnisse« entsprechend. Um Nachfrage und Angebot in der Balance zu halten, mussten somit immer mehr finanzielle Mittel zur Verfügung stehen.

Hervorgerufen durch die staatliche Überversorgung verminderte sich die Eigenverantwortung der Bürger für ihre Gesundheit. Dies wurde retrospektiv als ein weiterer Faktor erkannt, der zur Bedarfssteigerung am Gesundheitsmakt führen musste (vgl. *Bahro* et al. 2001).

In einer Zeit, in der Gesundheitsförderung und -vorsorge, Krankheitsverhütung und Gesundheitserziehung kaum eine Rolle spielten, waren sämtliche finanziellen Regelmechanismen auf die Steigerung medizinischer Versorgung ausgerichtet. Den Nachfragen konnte in zunehmendem Maße nicht mehr entsprochen werden.

In diesem Zusammenhang wurde nun auch die enge Bindung der Pflegekräfte an den medizinischen Sektor deutlich. Wo im medizinischen Bereich gespart werden musste, bekamen sie die Folgen von Rationierungsmaßnahmen als erste zu spüren. Eine deutliche Diskrepanz zwischen steigenden Patientenzahlen und höheren Ausgaben für Diagnostik und Medizintechnik und kaum verändertem Personalmaßzahlen zeichnete sich ab. Auch die Einrichtungen und Ausstattungen von Kliniken wurden nicht mehr erneuert. Während medizinisch-technische Geräte auf einem relativ hohen Stand gehalten wurden, musste mit veralteten Pflegegeräten gearbeitet werden. Ende der 70er Jahre erhielten Pflegekräfte kaum noch Gehaltserhöhungen. Arbeitszeitreduzierungen wurden nur noch selten ausgehandelt. Die Stimmung der Pflegekräfte befand sich auf einem nie gekannten Tiefpunkt, als die Pflegegewerkschaften mit Erfolg zu Warnstreiks aufriefen, um bessere Arbeitskonditionen für das Pflegepersonal zu erzwingen. Angesichts akuter finanzieller und personeller Engpässe mussten Stationen und schließlich ganze Krankenhäuser geschlossen werden.

Früher als in Deutschland machte sich ein Pflegenotstand in Großbritannien bemerkbar; aber anders als in Deutschland zeigte sich der Notstand in allen Bereichen des medizinischen Versorgungssystems. Es muss noch einmal hervorgehoben werden, wie sehr die Identitätskrise der Pflegekräfte in diesen Jahren mit der durch die Medizinorientiertheit ausgelösten Finanzkrise im Zusammenhang stand. Weil Pflege aus gesundheitspolitischer Sicht als medizinische Assistenztätigkeit konzipiert war, sich jedoch in der Berufsgruppe ein klares pflegerisches Selbstbewusstsein gebildet hatte, kam es in der klinischen Zusammenarbeit zu Rollenkonflikten mit den Medizinern. Diese wurden jedoch auf der unteren Ebene gemildert, weil die Assistenzärzte gleichfalls von der Finanzkrise betroffen waren und überlange Arbeitszeiten abzuleisten hatten. Hier solidarisierten sich Mediziner und Pflegekräfte, um den sonst nicht zu bewältigenden Arbeitsanfall gemeinsam in den Griff zu bekommen. Ärzte halfen bei der pflegerischen Versorgung von Patienten, und Krankenschwestern übernahmen ärztliche Aufgaben.

5.3 Reform des NHS

Die langsamen und schwerfälligen Entscheidungsmodi des von medizinischen Interessen gesteuerten NHS konnten keine angemessenen, tragenden und flexiblen Antworten auf die sich zeigenden Notstände geben. Professionelle Machtkämpfe auf oberen Strukturebenen verhinderten betriebswirtschaftlich sinnvolle Entscheide. Insbesondere Chefärzte (Consultants) hatten Machtpositionen inne, die es ihnen erlaubten, ihre Eigenständigkeit gegenüber drohenden Substanzverlusten zu demonstrieren.

Anfang der 80er Jahre war die britische konservative Regierung unter Margaret Thatcher letztendlich gezwungen, Reformen des Gesundheitswesens einzuleiten.

Zwischen 1980 und 1990 wurde das Gesicht des NHS durch zwei Reformwellen grundlegend verändert. Ab 1980 wurde das NHS von einem mehr oder weniger kollegialen Führungssystem zu einem Managementsystem nach industriellem Vorbild umgebaut. Ab 1990 prägten kompetetive Methoden den internen Gesundheitsmarkt.

Die Umstellung auf ausschließlich marktwirtschaftliche Parameter in Management und Struktur veränderten die Kultur des NHS grundlegend und führten bei den Mitarbeitern im Ganzen gesehen zu mehr Unzufriedenheit und Frustration. Hinsichtlich der Erfüllung der gestellten Aufgaben

entstanden noch größere Ungleichheiten und Ungerechtigkeiten in der Verteilung der sozialen Güter. Was mit der Einführung eines staatlichen Wohlfahrtsystems 1948 erreicht werden sollte, die wirksame soziale Sorge um alle Bürger durch effektive Gesundheitsdienste, für alle gleichermaßen erreichbar, unabhängig vom sozialen Status und vom Einkommen, erschien in Frage gestellt.

Trotz deutlich zu Tage tretender Schwächen zeigten und zeigen regelmäßige Umfrageergebnisse, dass britische Bürger das NHS für das beste Gesundheitssystem der Welt halten!

5.3.1 Reformen unter Margaret Thatcher und John Major

5.3.1.1 Managementstrukturen

Durch die Einführung von betriebswirtschaftlich ausgerichteten Verwaltungsstrukturen sollte die professionelle Autonomie von Medizin und Pflege gebunden werden. Bisher planten Verwaltungsbeamte, leitende Ärzte und Pflegeverantwortliche in kollegialen Konsensentscheidungen gemeinsam die Verteilung der zentral zur Verfügung gestellten Ressourcen. In einem ersten Schritt struktureller Veränderungen wurden lokal jeweils eigene Verwaltungshierarchien geschaffen (vgl. *Holliday* 1995). Nicht ohne Kämpfe, doch letztlich mit Erfolg, wurden »General Managers« alleinverantwortlich für einzelne Kliniken oder Klinikgruppen eingesetzt. Die Managerposten standen zwar auch Medizinern und Pflegekräften offen, wurden aber durchweg von Wirtschaftsexperten aus der Industrie besetzt. Ihre Verträge waren meistens auf ein bis zwei Jahre beschränkt, eine Erneuerung war erfolgsgebunden. Somit entstand das Gesundheitsdienstmanagement als eigenes Berufsbild. Bis 1986 hatten alle regionalen Gesundheitsbehörden die Leitung von Akutkrankenhäusern und anderen Einrichtungen an betriebswirtschaftlich sozialisierte Manager vergeben. Die traditionelle interprofessionelle Hierarchie verschwand und nach Vorbildern aus Industrie und Wirtschaft waren Kosten-Nutzen-Kalkulationen Grundlage aller Managemententscheidungen für gesundheitsdienstliche Angebote. Durch das top-to-bottom-Management konnte das eigenständige medizinische und pflegerische professionelle Handeln kontrolliert und gegebenenfalls auch unterbunden werden.

5.3.1.2 Marketisierung

Soziale Dienste und pflegerische Langzeitversorgung wurden zunächst von der Finanzierung durch den NHS ausgenommen. Krankenhäuser, Einrichtungen akuter Versorgung als Hospitalgruppen und Ambulante Dienste oder Gesundheitszentren, die allein oder gemeinsam mit Krankenhäusern operierten, konnten den »trust status« erwerben (vgl. *Holliday* 1995). So sicherten sie sich finanzielle Unabhängigkeit und Eigenverantwortung. Im Rahmen von Dienstleistungsverträgen konnten sie medizinische Diagnostik- und Therapieleistungen, Pflege und auch andere Serviceangebote »einkaufen«. Dadurch sollten marktwirtschaftliche Konkurrenz und Preisunterbietung erreicht werden. Die Marketisierung zielte auch darauf, private Anbieter in den Service mit einzubinden. Ein wesentlicher Effekt war zunächst allerdings eine nie gekannte Fragmentarisierung aller Gesundheitsdienstleistungen und noch größere regionale Unterschiede in der gesundheitsdienstlichen Versorgung.

Zwischen 1984 und 1996 wurden kleine lokale Krankenhäuser, Rehabilitationseinrichtungen und Pflegeheime kurzerhand geschlossen oder Akut-Einrichtungen zugeordnet, damit Ressourcen für die Förderung der Akutmedizin frei wurden.

Die veränderten Managementstrukturen hatten zum Ziel, eine erweiterte Anbieterkonkurrenz zu fördern und den Verbrauchern mehr Wahlmöglichkeiten zu bieten. Damit sollte auch ein größerer Entscheidungsspielraum für Patienten/Kunden hinsichtlich gewünschter Leistungen gefördert werden (vgl. *Fatchett* 1998).

5.3.1.3 Der primäre Gesundheitsbereich

Niedergelassene Ärzte erhielten die Möglichkeit, Gemeinschaftspraxen zu eröffnen. Hausärzte konnten nun vertragsgebundene Ressourcen einsetzen und selbstständig über den Profitrückfluss in die eigene Praxis entscheiden. Dieses so genannte »*fundholding-system*« war zwar weiterhin im NHS angesiedelt, sollte dem *fundholder* jedoch größere Eigenverantwortung für Management und Service geben, ohne jedoch die medizinische Grundversorgung zu privatisieren. Eine Gemeinschaftspraxis konnte unabhängig von zwei oder mehr Ärzten errichtet werden oder aber als *NHS Health Centre.* Letztere entwickelten sich häufig in Anbindung an Krankenhäuser und Kliniken. Nach vorgegebenen staatlichen Richtlinien zahlte ein *fundholder* sich selbst und seinen Angestellten und Mitarbeitern Lohn und Gehalt. Diese neuen Gemeinschaftspraxen waren erfolgsgebunden, indem sie mit Serviceleistungen um Patienten werben konnten. Hier entstanden nun auch Möglichkeiten, Prinzipien der Gesundheitsvorsorge und der -erziehung zur Anwendung zu bringen. Gemeinschaftspraxen konnten ihren Klienten Vorsorge-Untersuchungen anbieten und kleine chirurgische Eingriffe durchführen. Sie begannen, sich auf spezielle Patientengruppen zu spezialisieren, je nach Interesse der *fundholder* und entsprechend den lokalen Bedürfnissen. Es wurden gemeinsam mit den ärztlichen Berufsorganisationen und mit ministerieller Unterstützung spezielle Qualifizierungsmaßnahmen für Hausärzte angeboten – vergleichbar mit der deutschen Facharztqualifikation für Allgemeinmedizin.

Weiterhin wurden Möglichkeiten zur Einbindung von Pflegekräften mit speziellen Aufgaben in sozialpflegerischen Bereichen geschaffen. In der außerklinischen Akutversorgung konnten interessante Projekte der Zusammenarbeit von Pflegeexperten und Medizinern entwickelt werden. Diese waren meist getragen vom Gedanken der Gesundheitsförderung, -vorsorge und -erziehung. So gab es die Möglichkeit für Neuentwicklungen wie die so genannten *Nurse-led-clinics* (von Pflegekräften geführte Sprechstunden) in der Krebsvorsorge und -beratung, in Frauenambulanzen und Mutter-und-Kind-Beratungsstellen. Auch in der außerklinischen Psychiatriearbeit gab es positive Entwicklungen für Pflegekräfte. Die *Community Psychiatric Nurse (CPN*, Gemeinde-Psychiatrie-Krankenschwester) konnte einer Praxisgruppe oder einem Gesundheitszentrum zugeordnet sein und auf *case-load*-Basis mit dem Hausarzt und dem regionalen psychiatrischen Dienst zusammenarbeiten. Dies unterstützte die auch in Großbritannien vorangetriebene Entwicklung, die Pflege und Behandlung von psychisch Kranken aus den geschlossenen Kliniken hinaus in die Gesellschaft zu verlagern. Eine *CPN* war in ständigem Kontakt mit **ihren** Patienten und deren Familien wie auch mit den Mitarbeitern der sozialen und medizinischen Dienste. Oft konnte durch diese Kontakte der bekannte Drehtüreffekt gemildert werden, der die psychiatrische Versorgung auch in Großbritannien weitgehend bestimmte.

Für Krankenschwestern in allen außerklinischen Bereichen taten sich vielfältige Möglichkeiten auf. So wurde beispielsweise ein eigenes Programm entwickelt, um Krankenschwestern in der außerklinischen Arbeit dahingehend zu qualifizieren, bestimmte Medikamente und Pflegeartikel selbst zu verschreiben.

5.3.1.4 Die klinischen Bereiche – Perspektiven für die Pflege

Die Reformen der konservativen Regierungen legten den Schwerpunkt der Gesundheitssorge jedoch weiterhin eindeutig auf den sekundären Bereich. Getrieben durch Kostendämpfungsversuche wurde die Pflege hier mehr und mehr für den Ausbau von Medizin und Medizintechnologie instrumentalisiert.

Mit einem neuen System der Einstufungen wurden Bezahlung und Qualifikationen und damit Verantwortungsbereiche aufeinander abgestimmt. Neue Posten wurden geschaffen, die sich an sieben Stufen orientierten. Damit hatten die General Manager ein neues Werkzeug in der Hand. Für »pflegerische« Tätigkeiten wurden neue Stellenbeschreibungen erarbeitet und eine entsprechende Besetzung eingefordert. Dies galt besonders für die Arbeit in Funktionsbereichen und wurde oft auf Kosten der direkten Pflege ausgestaltet. Die Maßnahmen der Einstufung stießen besonders bei den Pflegekräften in den unteren Stufen auf heftigsten Widerstand. Im Vergleich zu Vor-Reformzeiten verminderte sich die Entlohnung hier teilweise. In den oberen Bereichen wurden hoch dotierte Positionen geschaffen, die von vielen Pflegekräften als Chance gesehen wurde. Die neue Differenziertheit pflegerischen Handelns erlaubte interessierten Praktikerinnen eine Karriereplanung, die sich an der praktischen Tätigkeit orientierte. Ohne in die Bereiche der Pflegedienstleitung oder Krankenpflegeausbildung abwandern zu müssen, konnten Pflegekräfte in klinischen Bereichen interessante Berufsperspektiven mit entsprechend höheren Lohnstufen finden.

Für die Pflegepraxis wurden neue Rollen geschaffen. Pflegerische Arbeit sollte von *Carers* und *Care Assistants* (Pflegehilfskräfte) geleistet werden. Nach Kurzausbildungen von drei Monaten boten sich für Hausfrauen und Arbeitslose Möglichkeiten zu geregelter Arbeit in Krankenhäusern. In schulischen Aufbaukursen von ein bis zwei Jahren mit Ausrichtung auf pflegerisch-soziale Berufsfelder wurden Jugendliche an Schulabschlüsse herangeführt, die ihnen den Arbeitsmarkt als *Care Assistants* in Krankenhäusern und Altenheimen öffnete. Dadurch wurden ihnen auch weitere Ausbildungschancen für soziale Berufe geboten. Gerade in den Ballungsgebieten Großbritanniens sind diese schulischen Berufsqualifikationen (*VEQ – Vocational Educational Qualification*) auch heute noch sehr beliebt.

Weiterhin wurden so genannte *Support-workers* (Mitarbeiter zur Unterstützung des Pflegedienstes) eingestellt. Hierdurch sollte die qualifizierte Pflegekraft mehr Verantwortung für therapeutische und diagnostische Routinemaßnahmen erhalten. Das Verständnis und die Praxis von Pflege sollte sich auf bisher Ärzten vorbehaltene Bereiche ausweiten. 1996 waren 28 Prozent der Pflegekräfte *Supportworkers* und nicht registriertes Personal *(Carers* und *Care Assistants)*. Es war vor dem Regierungswechsel 1997 geplant, diese Zahl bis zum Jahr 2010 auf 40 Prozent zu erhöhen (vgl. *Fatchett* 1998).

Die neue Managementstruktur im Gesundheitswesen stand mehr denn je unter Sparzwang. Dem wesentlichen Faktor Personalkosten wurde in jedem Budget besondere Aufmerksamkeit gewidmet. Mit dem Schwerpunkt auf der Sekundärversorgung und unter dem Druck der Einsparung finanzieller Mittel wurde nach Wegen gesucht, wie die Personalstrukturen in Krankenhäusern kosteneffektiv zu gestalten wären. Auf diesem Hintergrund erarbeitete 1996 eine Arbeitsgruppe der Universität Manchester das Modell des *Genetic Carers*. Dieser »grundständige« Mitarbeiter im Gesundheitsdienst sollte als Praktiker die medizinisch-pflegerische Kontinuität verantwortlich sicherstellen und die traditionelle Rolle der Krankenschwester und des Stationsarztes vereinen und ersetzen (vgl. *Fatchett* 1998). Um die traditionellen Rollenkonflikte zwischen Medizinern und Pflegekräften zu beheben, wurde eine Annäherung der Berufsgruppen durch eine medizinisch-pflegerische Grundausbildung als sinnvoll angesehen. (vgl. *Agnew* 1995; *Caines* 1996; *Hancock* 1996; *Leifer* 1996) Neben dem *Genetic Carer* würden im Krankenhaus der Zukunft Techniker, Ärzte, Therapeuten und Wissenschaftler ihren Platz haben.

Obwohl mit der Ablösung der konservativen Regierung 1997 durch die Labour Regierung Tony Blairs neue Schwerpunkte für das Gesundheitswesen gesetzt wurden, bleibt abzuwarten, inwieweit Pflege ihren Platz behaupten kann.

5.4 Der Weg der Pflege zur beruflichen Eigenständigkeit

Fast zeitgleich mit den einsetzenden Reformen in den beginnenden 80er Jahren bot sich für die Pflegekräfte ein Instrument an, das einerseits den rationelleren Umgang mit Zeit und Ressourcen versprach, das aber andererseits die Eigenständigkeit der Pflege unterstrich, definierte und stärkte: Pflegeplanung und Pflegeprozess waren von der WHO ab 1976 so weit entwickelt, dass sie in Aus- und Weiterbildung gelehrt und in ausgesuchten Pilotkrankenhäusern wissenschaftlich erprobt und eingeführt werden konnten (vgl. DKZ-Beilage 1978). Eine flächendeckende Umsetzung geplanter prozessgeleiteter Pflege wurde ab 1980 über die Pflegefachabteilungen des Gesundheitsministeriums in einem Fünfjahresplan beschlossen. Hierfür wurden finanzielle und personelle Mittel bereitgestellt. Die Aktion fand die volle Unterstützung des Pflegeverbandes (Royal College of Nursing) und des nationalen Pflegerates (vgl. *Arndt* 1986). Für die Pflege ergab sich ein effektiver Weg zu eigener Profilierung. Eine Position der Stärke konnte aufgebaut und gefestigt werden.

Die Leistungsorientierung im Gesundheitswesen seit den 80er Jahren und besonders seit Einführung der konservativen Reformen bewirkte einerseits große Unruhe bei Ärzteschaft und Pflegepersonen. Andererseits ergaben sich neue Chancen und Perspektiven. Um die Qualität von Pflegeangeboten zu sichern und zu heben, wurden für die klinischen Bereiche verschiedene Methoden der Qualitätssicherung entwickelt, erprobt und angewandt. Hierbei war die prozessorientierte Pflege ein erster Schritt.

Pflegekräfte entwickelten selbst Techniken zur Evaluation geleisteter Pflege, z. B. Pflegestandards und Pflegeprotokolle.

Der wirtschaftliche Druck zwang die Pflegekräfte zu Weiterqualifizierungen, die nicht mit Fortbildungsmaßnahmen abgedeckt werden konnten. Hier griff der landesweit einsetzende Sparzwang, der auch den Bildungssektor nicht ausließ. Mit attraktiveren Angeboten mussten sich Universitäten und Colleges neue Arbeitsfelder erschließen, um für ihren Erhalt zu sorgen. So wurden auf akademischer Ebene Bildungsangebote für Pflegekräfte gemacht. Bachelor- und Masterprogramme für die verschiedensten Bereiche der Gesundheitssorge und der Pflege wurden entwickelt oder, wo schon vorhanden, als berufsbegleitende Qualifizierungsmaßnahmen verstärkt angeboten. Um eine höher dotierte Einstufung und Position zu erhalten, wurden akademische Zusatzqualifikationen bald eine zwingende Voraussetzung für erfolgreiche Bewerbungen. Größtenteils finanzierten die Pflegekräfte ihr Studium selbst. Während eines Studienganges wurden sie mehr und mehr mit akademischer Methodik vertraut gemacht. Pflegeforschung war ein ergiebiges Feld, in das auch von Regierungsseite lokal, regional und zentral investiert wurde. Auf diesem Weg fand *Evidence Based Practice* Eingang in den Pflegealltag in Großbritannien.

Schon Mitte der 90er Jahre wurde auf Bestreben des Royal College (Königlicher Berufsverband) und des UKCC (United Kingdom Central Council, zentraler Pflegerat des Vereinigten Königreiches) eine völlig neue Ausbildungsstruktur geplant und in Pilotprojekten ausprobiert. Im Rahmen des Project 2000 sollte die Pflegebildung zentralisiert und universitärer Bildung angeglichen werden. Einer 18-monatigen allgemeinen pflegerischen Grundausbildung folgten weitere 18 Monate Ausbildung in einem pflegerischen Spezialgebiet (Pädiatrie, Psychiatrie, Erwachsenenpflege, Pflege bei Behinderten usw.). Gleichzeitig wurde die Anbindung der Pflegecolleges an universitäre Einrichtungen vorangetrieben. So wurde die Pflegebildung mit anderen Bildungsprogrammen gleichgestellt und der Finanzierung durch den NHS teilweise entzogen. Bestehende Universitäten verstärkten ihr Engagement in der Pflegebildung. Schottland war allgemeiner Vorreiter: Schon ab 1995 wurde die gesamte Pflegebildung hier auf universitärer Ebene angeboten.

Durch die Akademisierung bewegt, bereiteten Pflegekräfte sich auf eine neue Rolle vor, die für das 21. Jahrhundert neue Perspektiven bringen wird. In den vorausgehenden 20 Jahren musste Pflege sich selbst immer wieder neu definieren und die eigene Notwendigkeit unter Beweis stellen. Mit der Entwicklung von neuen Pflegekonzepten, deren Effektivität und Kosteneffizienz durch entsprechende Forschung nachgewiesen wurde, ist die Pflege in Großbritannien Impulsgeberin für eine neue Philosophie im Gesundheitswesen. In diesem Zusammenhang sollen folgende Konzepte beispielhaft genannt werden: Das *Named Nurse Concept* (Bezugspflege), *Primary Nursing* und Pflegeforschungsstationen. Hier entwickeln auch die *Nurse Consultants* (Pflegepraxisberaterinnen) ihre Rolle (vgl. *Salvage* und *Wright* 1995; *Wright* 1994 und 1995).

Zusammenfassung

Angesichts von dramatischen Engpässen in der Verteilung von Gütern im britischen Gesundheitswesen waren Regierungen gezwungen, das vielgeliebte und vielgeschmähte NHS Reformen zu unterziehen. Die einschneidendsten Veränderungen wurden von der Thatcher-Regierung Ende der 70er Jahre eingeleitet und unter konservativem Einfluss bis 1997 fortgeführt.

5.5 Rationierung und Rationalisierung

5.5.1 Einführung: Die britischen Gegebenheiten

Wesentliche Merkmale der Reformen im britischen Gesundheitswesen waren zunächst strukturelle Veränderungen, die als Rationalisierungsmaßnahmen auf einer marktwirtschaftlichen Philosophie aufbauten und eine solche im weiteren Verlauf systematisch implementierten. Im Zuge dieser Maßnahmen wurden versteckte Rationierungseffekte wirksam. Unter dem Effektivitätsdruck ihrer Vertragsgebundenheit kam es durch Manager in einigen Regionen des Vereinigten Königreiches zu Regelungen, die den Zugang zu Gütern der gesundheitlichen Versorgung im Hinblick auf das Lebensalter beschränken sollten (vgl. *New*; *Le Grand* 1996).

Großbritannien erhielt auf Grund vereinzelter krasser Rationierungsmaßnahmen eine schlechte Presse. Immer wieder wird das Negativbeispiel Großbritannien angeführt, wenn es um Beschränkungen der medizinischen Versorgung bei betagten Menschen geht. Dass eine solche Praktik (z. B. keine Hämodialyse bei über 65-Jährigen) nicht den üblichen und akzeptierten Vorgehensweisen entspricht, beweisen die zahlreichen Veröffentlichungen und Diskussionen zum Thema in medizinischen und pflegerischen Fachzeitschriften (vgl. *Benzeval* 1995). Nachdem die BBC im April 1994 einige Fälle von Altersdiskriminierung im Gesundheitswesen publik machte, veröffentlichte der Sekretär des Gesundheitsministers eine Verlautbarung, in der klar gesagt wurde, dass der NHS Dienste anbietet für jeden Bürger Großbritanniens − auf der Grundlage seiner jeweiligen klinischen Bedürfnisse und unabhängig von seinen finanziellen Möglichkeiten. Zu dieser Grundregel gäbe es keine Ausnahme, auch keine hinsichtlich des Alters. (*New*; *Le Grand* 1996)

Allerdings ist es zutreffend, dass in Großbritannien weiterhin unverhältnismäßig lange Wartelisten für orthopädische Operationen (z. B. TEP) oder auch für kostspielige Bypassoperationen bestehen. Patienten, die sich keine privaten Zuzahlungen leisten können, müssen teilweise 18 bis 20 Monate auf einen Operationstermin warten. Andererseits »verkaufen« NHS-trusts Operationen an deutsche und amerikanische Privatkrankenhäuser, berichtete eine deutsche Krankenschwester im Mai 1995 (d. Verf.).

Die folgenden Überlegungen beziehen sich auf generelle Fragen der Rationalisierung und der Rationierung und sind nicht nur aus der Sicht Großbritanniens von Bedeutung. Für alle Staaten stellt sich gleichermaßen die Frage, wie eine gerechte Verteilung der Gesundheitsgüter vorzunehmen ist. Insbesondere angesichts der immer komplexer werdenden Diagnose- und Therapiemöglichkeiten, deren Verwirklichung auf finanzielle Mittel für spezifische Forschung angewiesen ist, erscheint es notwendig, Fragen zu stellen und mögliche Antworten zu geben.

5.5.2 Verteilungsgerechtigkeit

Bei eingeschränkten Mitteln stellt sich die Frage nach gerechter Verteilung (vgl. *Arndt* 2000). Die Prinzipien der Rationierung beruhen darauf, entweder mehr Menschen weniger Güter mit möglicherweise minderer Qualität zukommen zu lassen oder weniger Menschen mit Gütern gleicher Qualität zu versorgen. Bei beiden Möglichkeiten müssen Entscheidungen getroffen werden und es muss versucht werden, nach dem Prinzip der Gerechtigkeit zu handeln. Dazu Folgendes: Wir tragen eine grundsätzliche Verantwortung dafür, solidarisch für das Wohlergehen unserer Gemeinschaft mit zu sorgen. Eigentlich sollten auf dem Hintergrund der Achtung vor der Menschenwürde allen Menschen die gleichen gesundheitsdienstlichen Mittel zur Verfügung stehen.

Seedhouse definiert in diesem Zusammenhang distributive Gerechtigkeit als Fairness und stellt folgende Möglichkeiten der Verteilung vor:

- Jedem entsprechend seiner Rechte.
- Jedem entsprechend seiner Verdienste.
- Jedem entsprechend seiner Bedürfnisse.

Die letzte Aussage ist eine angemessene Grundlage für die Verteilungsgerechtigkeit im Gesundheitswesen (vgl. *Seedhouse* 1988). Im Zusammenhang mit der Bedürfnismaxime, nach der das NHS geschaffen wurde, ist die Frage nach einem Menschenrecht auf Gesundheit zu untersuchen. Die conditio humana bedeutet, dass der Mensch Krankheit, Gebrechlichkeit und Sterben unterworfen ist. Wohl mögen wir ein Recht haben, in solchen Situationen die Sorge unserer Mitmenschen zu erfahren. Doch kann es kein Recht auf Gesundheit geben, wohl aber ein Anrecht auf Gesundheitssorge. *»Jeder Mensch hat einen Anspruch gegenüber der Gemeinschaft, adäquat versorgt zu werden.«* (vgl. *Mack* 2001). Jeder Rechtsstaat hat die Verantwortung, diesen Anspruch auf Gesundheitssorge zu verwirklichen. Was nun Politik und Gesellschaft in dieser Hinsicht leisten müssen, ist eine den gesellschaftlichen Bedingungen und ethischen Kriterien standhaltende Festlegung dessen, was als das gerechte Maß gesundheitlicher Versorgung gelten kann, und insbesondere, was als notwendige medizinische Versorgung gelten muss (vgl. *Mack* 2001).

Hans Jonas unterscheidet zwischen dem *»moralischen Anspruch eines Gemeinschaftsgutes«* – und er ordnet medizinische Forschung und medizinischen Fortschritt (mit allen Konsequenzen) hier ein – und *»einem Recht der Gesellschaft«* auf dieses Gut. (*Jonas* 1989) Solches Recht bezieht sich immer auf den Einzelnen und ist *»von Mensch zu Mensch geschuldet (…). Sobald die angemessene Versorgung dieser Bedürfnisse über den Wirkungskreis privater Spontaneität hinauswächst und zum öffentlichen Mandat gemacht wird«*, sieht *Jonas* den expandierenden medizinischen Fortschritt im Allgemeinen als weniger bedeutsam an im Vergleich zum Recht auf Gesundheitssorge für den Einzelnen in einer Gesellschaft. Es ist anzunehmen, dass beim medizinischen Fortschritt kein Notstand vorliegt, so *Jonas*, *»und keine allgemeine Katastrophe abzuwenden ist, daß vielmehr, nüchtern-statistisch gesagt, die Gesellschaft wohl bestehen kann, wenn Krebs- und Herzleiden noch etwas länger unbezwungen bleiben.«* (*Jonas* 1989)

Für ein gerechtes Gesundheitssystem können somit die Leitgedanken der Solidarität, der Kooperation, der Kommunikation und der Empathie Geltung finden (vgl. *Arndt* 1998).

Im konservativen System des britischen Gesundheitswesens überwogen implizite Rationierungsmaßnahmen. Wie bereits geschildert, wurden Einsparungen durch Rationalisierung und durch Marketisierung erzwungen. Weiterhin wurde der private klinische Sektor der Gesundheitsdienste dem Wettbewerb geöffnet, die Rezeptkosten wurden laufend erhöht, (um 2.500 Prozent seit 1951; 1995 zahlten Patienten, die keine Ausnahmeregelung in Anspruch nehmen konnten, ca. € 8,50 pro Medikament) und auch bei zahnärztlichen Diensten wurden Zuzahlungen erhoben. Dies gilt gleichermaßen für die Verschreibung von Brillen und Hörgeräten (vgl. *Holliday* 1995).

Im pharmazeutischen Bereich gibt es so genannte Positivlisten, denen fast ausschließlich die generischen Varianten von Arzneimitteln zugeordnet sind. Die Ausgaben für Medikamente sind in Großbritannien wesentlich geringer als in Deutschland oder in anderen europäischen Ländern. Im Grunde besteht hier kein Konkurrenzmarkt für die pharmazeutische Industrie. In den einzelnen Gesundheitsverwaltungsbezirken werden jeweils von Expertenkommissionen erarbeitete Listen aufgestellt und in regelmäßigen Abständen überprüft. Zu den Mitgliedern dieser Kommissionen zählen auch jeweils verantwortliche Pflegepersonen aus der Praxis. Von Regierungsseite her gibt es weitere Einschränkungslisten, die konkret bestimmte Medizinalprodukte wie Zahnpasta, Seifen und Nährmittel von der Verschreibung ausschließen. In den vergangenen Jahren wurden diese Listen laufend ausgeweitet (vgl. *New*; *Le Grand* 1996), sodass bis auf wenige Ausnahmen Medikamente zur Behandlung von geringfügigen Beschwerden, wie z. B. Erkältungskrankheiten, selbst gekauft werden müssen. Auch Schönheitsoperationen wie die Entfernung von Warzen oder Tätowierungen sowie IVF sind in einigen Regionen dem freien Zugang durch den NHS entzogen. Da solche Entscheidungen regional getroffen wurden, sprach man von einer »Postleitzahlen-Lotterie« im Gesundheitswesen. Es entstand de facto eine Ungleichbehandlung in der Gesundheitssorge: Einerseits wurden ärmere Bevölkerungsgruppen benachteiligt; andererseits gab es regional große Unterschiede in der Versorgung.

Einige regionale Gesundheitsbehörden versuchten, die Entscheidungen zu Qualität und Quantität der gesundheitlichen Dienste durch die Einsetzung von Ethikkommittees zu steuern. (*New*; *Le Grand* 1996) Diese Komitees sind interdisziplinär zusammengesetzt und, neben Vertretern der politisch Verantwortlichen und der Gesundheitsberufe, haben auch Patienten/Verbraucher hier ein Mandat.

5.5.3 Rationierungsmodelle

Die so genannte »Ausdünnung von Gesundheitsleistungen« wurde als implizite Rationierungsmaßnahme in verschiedenen Bereichen der Pflege, der medikamentösen Behandlung, im Angebot medizinischer Leistungen und in der Verwendung von billigeren medizin-technischen Produkten angewandt (vgl. auch *Schultheiss* 2001).

Eigentlich sollten die notwendigen Leistungen des Gesundheitsdienstes entsprechend dem politischen Willen allen Bürgern zukommen. Klinische Bedürfnisse sollten unabhängig von Alter oder von finanziellen Möglichkeiten die Grundlage bilden. Dieses Prinzip wurde untergraben.

Möglichkeiten der Rationierung werden generell auch nach weiteren Kriterien diskutiert und gerechtfertigt. Hierzu zählen die Verweigerung, die Verzögerung oder auch die Verteuerung von Behandlungen bei selbst verschuldeten Gesundheitsschäden. Die Verteuerung wird im britischen Gesundheitssystem wohl diskutiert, aber bisher nicht angewandt. In Ländern, in denen die Gesundheitssorge durch Versicherungsbeiträge finanziert wird, könnte der Versicherungsträger beispielsweise die Policen für Raucher erhöhen oder von Menschen, die gefahrenträchtige Sportarten ausüben, eine zusätzliche finanzielle Absicherung verlangen.

Hinsichtlich der Variante, das Lebensalter als Begründung zur Verweigerung oder Verminderung von gesundheitsdienstlichen Leistungen zu sehen, lautet das Argument, dass der medizinische Aufwand nach Überschreiten eines bestimmten Lebensalters einer Person bzw. der Gesellschaft kaum zugute kommen kann, da die produktive Lebensphase beendet ist und eine entsprechende Leistungsfähigkeit kaum wieder hergestellt werden kann. In einer anonymen Befragung wurden Bürger in Cardiff/Wales gebeten, ihre Entscheidungen zu benennen, wenn es darum ginge, zwischen zwei Personen mit gleicher lebensbedrohlicher Erkrankung, aber unterschiedlichen Alters zu wählen. Der Mehrheit der Befragten gaben den jüngeren Patienten den Vorzug (vgl. *Lewis*; *Cherney* 1989 in: *Singleton*; *McLaren* 1995).

5.5.3.1 QALYs als Grundlage fairer Entscheidungen zur Verteilung von Ressourcen im Gesundheitswesen

Entscheidungen in dieser Richtung ließen sich natürlich nur im gesellschaftlichen Konsens treffen. Der Moralphilosoph und Wirtschaftsethiker *Alan Williams* entwickelte ein System der Bewertung für die Zuteilung von Gesundheitsgütern, das sich nicht dem Vorwurf der Missachtung der Würde alter Menschen aussetzen wollte. Auf der Grundlage der Bewertung von empfundener Lebensqualität, die durch medizinische Leistung erreicht werden kann, wurden die zugewonnenen Jahre bewertet und gegen die einzusetzenden Kosten aufgerechnet. *Williams* bemaß Lebensqualität auf der Grundlage von Mobilität und Schmerzfreiheit und befragte eine ausgewählte repräsentative Gruppe von 70 Normalbürgern in Großbritannien. Eine aus dieser Befragung generalisierte Skala bewertete ein Jahr gesunder Lebenserwartung mit 1 und entsprechend ein Jahr mit weniger gesunder Lebenserwartung mit weniger als 1. Hieraus resultierte das System der QALYs (*Quality adjusted life years* – Lebensjahre bemessen nach Lebensqualität, siehe *Williams* 1985). Als Beispiel führte *Williams* aus, dass eine Herztransplantation 4,5 QALYs ergeben könnte, zum Preis von £ 5000,– per QALY; eine Nierentransplantation 5 QALYs zum Preis von £ 3000,–; eine TEP 4 QALYs zu £ 750,– per QALY. Wenn gerechte Verteilungsentscheidungen im Gesundheitswesen ausschließlich auf dem Hintergrund von ökonomischer Bewertung zu treffen wären, so *Williams*, dann wäre es notwendig, mit den eingesetzten Mitteln so viel positives Resultat wie möglich zu erzielen. In dem System der QALY-Bewertung wurde ein positives Resultat anhand der erwarteten höheren Qualität von Lebensjahren gemessen. (siehe auch *Goodinson; Singleton* 1989 in: *Singleton; McLaren* 1995) Das System der QALYs eignet sich allerdings bestenfalls für eine grobe Einschätzung für den Einsatz von Mitteln. Es fußt auf der utilitaristischen Kosten-Nutzen-Abwägung. Für direkte personenbezogene Entscheidungen erscheint es ungeeignet.

Letztendlich spielen für das persönliche Wohlbefinden und für eine Lebensqualitätsbestimmung individuelle Faktoren eine Rolle, die kaum je generalisierbar und kalkulierbar sind. Die Wahl also, wem Gesundheitsleistungen zuzuwenden sind, erweist sich konkret immer als sehr schwierig und kann kaum auf dem Hintergrund konsequentialistischer Vorentscheidungen gefällt werden.

5.5.3.2 Kommunikation und Offenheit als Entscheidungsgrundlagen

Eine andere Möglichkeit, Entscheidungen zur Verteilung begrenzter Ressourcen zu treffen, liegt in öffentlichen, konsensgegründeten Vorentscheidungen. Dies zeigt das Beispiel des so genannten Oregon-Plans. 1993 schlug die Regierung des US-Staates Oregon ein Programm vor, das eine Grundlage darstellen sollte, auf der alle Bürger Oregons angemessene Gesundheitssorge erhalten sollten; auch jene, die unter der Armutsgrenze lebten. Dies machte Rationierungsmaßnahmen nötig. Auf dem Hintergrund eines öffentlichen Diskussionsprozesses wurden Entscheidungen getroffen, welche Angebote medizinischer und pflegerischer Versorgung in das Angebot aufgenommen werden sollten (vgl. *Minogue* 1996). Entsprechend öffentlicher Wertentscheidungen wurden Gesundheitsvorsorgeprogrammen, der Unterstützung von Müttern und Kleinkindern sowie der Schwangerschaftsvorsorge Vorrang eingeräumt vor hochtechnologischen Behandlungsverfahren oder auch der teuren Behandlung von frühgeborenen Säuglingen, die nur geringe Überlebenschancen hatten. (siehe auch *Singleton; McLaren* 1995)

Somit wird deutlich, dass die öffentliche Debatte angemessen ist. Im Rahmen offener Kommunikation müssen Kriterien als Grundlage für die Verteilung von Ressourcen im Gesundheitswesen entwickelt werden. Diese Diskussion mag in unterschiedlichen Gesellschaften je andere Prioritäten setzen. *Seedhouse* fordert, »… da ›begrenzte Ressourcen‹ nur begrenzt sind, auf dem Hintergrund von unzureichend zugeteilten Mitteln, die auf andere Bereiche verteilt werden, und da es möglich ist, durch die Anwendung statistischer Methoden ziemlich genau vorherzusagen, wie viele Dialyseplätze oder andere Ressourcen dieser Art gebraucht werden, **sollte es öffentlich gemacht werden, dass Menschenleben verloren werden und dass Ärzte in unmögliche Zwangslagen versetzt werden, nicht wegen natür-***

licher Gegebenheiten, sondern als Ergebnis von Prioritäten, die durch Menschen gesetzt wurden.« (*Seedhouse* 1988, Hervorhebung durch die Autorin (siehe auch *Arndt* 2000)

Als Schlüsselpositionen für eine ethisch fundierte Entscheidungsfindung hinsichtlich der Verteilung von Gesundheitsgütern lassen sich die Parameter Quantität, Qualität, Alter und Eigenverantwortung aufstellen. Diese lassen sich in folgenden Fragestellungen zusammenfassen:

- Mehr und bessere Routineangebote (die nicht die gleichen hohen Kostenstrukturen haben wie High-Tech-Angebote) und ein besserer Zugang zu Gesundheitsdiensten für alle Bürgergruppen, **oder** mehr High-Tech-Angebote wie spezielle teurere Operationen, die weniger Menschen zugute kommen?
- Schwerpunkt auf Zugang zu Vorsorge und Vorbeugung **oder** auf kurativer Behandlung?
- Mehr für jüngere Bevölkerungsgruppen **oder** mehr für die älteren Bürger?
- Mehr für jene, die sich um ihre Gesundheit gesorgt haben, als für jene, die dies nicht getan haben? (siehe auch *Holliday* 1995)

Eine unabhängige, interdisziplinäre Arbeitsgruppe von Schweizer Experten verfasste 1999 ein Manifest zur gerechten Verteilung von Ressourcen im Gesundheitswesen in der Schweiz (Unabhängige interdisziplinäre Arbeitsgruppe 1999). Anstoß für diese wichtige Arbeit war die Erkenntnis, dass zunehmend, direkt vor Ort, Mitarbeiterinnen und Mitarbeiter im Gesundheitswesen vor Zuteilungsentscheidungen gestellt werden – angesichts knapper werdender Ressourcen einerseits und wachsender Handlungsmöglichkeiten im medizinisch-pflegerischen Bereich andererseits. *»Alle drücken sich vor diesen Entscheidungen und spielen sie den Leistungserbringerinnen und -erbringern zu, die diese im Einzelfall gezwungenermaßen am Krankenbett treffen müssen. Diese Entscheidungswillkür kann sich eine demokratische,* *liberale Gesellschaft, welche sich an den Menschenrechten orientiert, nicht leisten. Es besteht dringender Handlungsbedarf.«* (Unabhängige interdisziplinäre Arbeitsgruppe *1999*)

Im Rahmen von Kernaussagen der Arbeitsgruppe wird behauptet, dass eine Rationierung nicht von den politischen Instanzen als Rationalisierung getarnt und den Akteuren im Gesundheitswesen zugeschoben werden darf, dass individuelle Leistungen und Mittel erst dann rationiert werden dürfen, wenn strukturelle Veränderungen zur Kosteneindämmung nicht ausreichen. Um direkter Rationierung vorzubeugen, werden folgende Regeln zu »*struktureller Rationierung als Diskussionsgrundlage*« vorgeschlagen:

1. Solidarität
2. Vorrang des aktuellen, angemessenen medizinischen Handlungsbedarfes
3. Neugewichtung der Geldverteilung in der medizinischen Forschung
4. Zurückhaltung bei der Einführung von Neuerungen zu Lasten der Solidargemeinschaft
5. Beschränkung der Leistungsanbieter
6. Transparenz zwischen Leistungsanbietern und Industrie
7. Verbesserung des Zusammenspiels von Bund und Kantonen
8. Institutionenübergreifende Gestaltung der Handlungsabläufe bei einer Behandlung und/oder Betreuung eines Menschen

Die Schweizer Diskussion basiert auf sorgfältig argumentierter Auseinandersetzung und der Zuhilfenahme ethischer Prinzipien wie auch moralphilosophischer Theorien der Gerechtigkeit. Auf dem Hintergrund offener Kommunikation wurden die Grundsätze für eine faire Mittelverteilung aufgestellt und die benannten Regeln zu »*struktureller Rationierung*« weiter beschrieben und ausführlich erläutert; es wurden Handlungsoptionen dargestellt.

Derartige Debatten setzen voraus, dass ein öffentliches Interesse besteht, an gesundheitspolitischen Entscheidungen teilzuhaben.

Weiterhin muss eine Kultur des öffentlichen Diskurses gefördert werden. Hierzu ist es derzeit notwendig, demokratische partizipatorische Vorgänge einzuüben. Eine offene Debatte über komplexe moralphilosophische Aspekte wie auch über medizinwissenschaftliche Inhalte wäre europaweit nötig.

5.6 Neue Entwicklungen in Großbritannien – neue Chancen für die Pflege

Mit dem Einzug von New Labour 1997 sollten die Engpässe im britischen Gesundheitssystem von verschiedenen Seiten her bekämpft werden. Die neue Regierung versprach Offenheit und Kommunikation durch die Einbindung der Bevölkerungsbasis in die gesundheitspolitische Verteilungsdebatte. Die Community Health Councils (CHC – Gemeinderäte für Gesundheitsfragen) sollen wieder an Beratungssitzungen vor Ort beteiligt werden, um die marktwirtschaftliche Geheimniskrämerei zu unterbinden. Undurchsichtige Entscheidungsvorgänge sollen transparent gemacht werden. Das Mitspracherecht der CHC war nach der Einsetzung der General Manager unter Margaret Thatcher weitgehend unterbunden worden (vgl. *Fatchett* 1998).

Um die Interessen von Patienten besser vertreten zu können, soll – unter Einbeziehung von Betroffenen – eine neue Patienten-Charta erarbeitet werden. Eine »Verbraucher-Partnerschaft« ist geplant und die Regierung versprach, dafür jährliche Erfahrungsberichte vorzulegen (vgl. *Fatchett* 1998).

Erste Priorität haben zunächst die primäre Gesundheitssorge und die außerklinischen Angeboten. Durch Gesundheitsförderungsprogramme und durch die neuen Schwerpunkte in der Gesundheitsvorsorge und -erziehung sollen Kosten vermieden werden. Anstrengungen in dieser Richtung haben sich bereits in den Ausbildungsprogrammen der Pflege-Studiengänge niedergeschlagen. So führen seit 1998 Pflegestudenten der Grundausbildung in Schottland mit Experten aus dem Bereich der Gesundheitsförderung Forschungsvorhaben und Projekte zu Themen wie Impfschutzeffektivität, Ernährung, Schulsport oder zur Drogenproblematik bei Jugendlichen durch.

Weiterhin soll mit integrierten Diensten im Rahmen der klinischen Versorgung der marktwirtschaftliche Druck aus dem Angebot von Krankenhausversorgungsleistungen genommen werden. Das heißt konkret, dass das Manager-Prinzip wieder einer kollektiven Leitungsstruktur Platz macht. Andere Reformelemente, die sich als positiv erwiesen haben, zum Beispiel die Trust-Struktur der Krankenhäuser und die weitgehende Selbstständigkeit der Hausärzte, sollen beibehalten werden.

Als ein entscheidender Schritt erscheint jedoch die Zusammenführung und Integration der verschiedenen sozialen Dienste. Hier geht es darum, weniger auf marktwirtschaftliches Konkurrenzdenken zu bauen als auf Kooperation und auf Kommunikation. Es soll ein Gesundheitsdienst geschaffen werden, der auf mehr als auf Krankheit und Krankenhäuser ausgerichtet ist. So heißt es im »White Paper« der Labour-Regierung von 1997: »*... um diesen Visionen näher zu kommen, müssen wir Krankheit und ungleiche Behandlung neu angehen. Die Regierung wird sicherstellen, dass die Arbeit des NHS vor Ort eingebunden wird in die Zusammenarbeit mit jenen, die weitere soziale Dienste anbieten und verantwortlich sind für Wohnungsbau, Erziehung und Bildung und für den Arbeitsmarkt. In gleicher Weise soll diese Zusammenarbeit auf lokaler Ebene gefördert werden, wie die Regierung selbst auf nationaler Ebene die Zusammenarbeit der verschiedenen Ministerien in Whitehall sicherstellen wird, damit wirksame Verbesserungen der öffentlichen Gesundheit bewirkt werden.«* (in: *Fatchett* 1998)

Hiermit kehrt New Labour zurück zu den Idealen, die bei der Gründung des NHS leitend waren. Es geht jetzt nicht so sehr um Rationierung im Gesundheitswesen als um eine Umstrukturierung. Auf den Entscheidungsebenen soll Offenheit gefördert werden und die Schwerpunkte sollen auf Gesundheitsvorsorge und auf die Primärversorgung verlagert werden. So lautet auch der Titel des »White Paper«, mit dem die Blair-Regierung 1997 ihr Programm für den Gesundheitsdienst vorstellte: »*Der neue nationale Gesundheitsdienst: modern, zuverlässig.*« Die neue Labour Regierung versprach auch, Initiativen einzuleiten, die die Pflege auf dem Hintergrund ihrer neuen Ausrichtung auf Gesundheitsförderung und Vorbeugung verstärkt einbeziehen soll. Hierzu gehört die Einrichtung einer nationalen Kommission zur Verbesserung der Gesundheit. Sie soll Gutachtertätigkeiten zur Unterstützung der Qualität klinischer Dienste wahrnehmen. Außerdem sollen die Pflegekräfte an der Einrichtung eines nationalen Institutes für klinische Exzellenz beteiligt werden. Im Rahmen der primären Gesundheitsvorsorge sollen Pflegekräfte Positionen besetzen. Ein 24-Stunden-NHS-Telefonnotdienst, der in der Verantwortung von Pflegekräften steht, soll in allen Regionen angeboten werden (vgl. *Jay* 1997). So stellte sich ab 1997 für die Pflege wieder neu die Frage der eigenen Positionierung und Identität. Auf dem Hintergrund der Erfahrungen und Entwicklungen der vergangenen 50 Jahre wird die Professionalisierung der Pflege in Großbritannien sicherlich voranschreiten und für andere europäische Länder und Gesundheitssysteme wegweisend sein.

Eine wiedergewählte Labour-Regierung (2001) verspricht weitere Entwicklungsmöglichkeiten im Gesundheitswesen unter der Mitgestaltung von Pflegekräften. Die Pflegekräfte in akademischen und in praktischen Arbeitsbereichen – die sich teilweise überschneiden –, sind bereit, sich den Herausforderungen eines neuen Jahrtausends zu stellen und ihren Teil zur Verwirklichung von Gerechtigkeit und Wohlergehen beizutragen.

Es ist zu hoffen, dass die globalpolitischen wie auch die gesellschaftspolitischen Umstände die Verwirklichung der Regierungspläne unterstützen. Angesichts der sich abzeichnenden globalen wirtschaftlichen Entwicklungen und der Entwicklungen in Wissenschaft und Forschung ist nicht anzunehmen, dass Entscheidungen im gesundheitpolitischen Sektor einfacher werden. Verteilungsgerechtigkeit ist längst nicht mehr ausschließlich eine Frage der Lösung innerstaatlicher Probleme. Die Möglichkeiten zukünftiger medizintechnischer Angebote in Diagnostik und Therapie werden immer wieder neue moralische Wertentscheidungen auf politischen, institutionellen und persönlichen Ebenen fordern.

Zusammenfassung

Obwohl sie 20 Jahre lang massiv gehindert wurden, haben Ärzte und Pflegekräfte in Großbritannien letztendlich auf dem Hintergrund eines öffentlichen Mandats für Gesundheitssorge ihre Positionen in Entscheidungsgremien behauptet. Interdisziplinäre Führungsteams agieren auf allen Ebenen des Gesundheitssystems. Management und Effektivität behalten ihren gewonnenen Stellenwert, haben sich jedoch kommunikativer Gemeinsamkeit unterworfen.

Es geht immer darum, einen Gesundheitsdienst auf- und auszubauen, der die jeweiligen gesellschaftlichen Belange wie auch die Bedürfnisse des einzelnen Bürgers berücksichtigt. Hierzu können nur die zur Verfügung stehenden Mittel und Ressourcen eingesetzt werden. Um zu angemessenen und gerechten Lösungen bei Problemen der Verteilung zu gelangen, ist immer das kooperative und kommunikative Miteinander der verschiedenen Berufsgruppen, der Entscheidungsträger und der Bürger gefragt und notwendig.

Die Großzahl der Pflegekräfte in Großbritannien sind – wie fast überall in Europa – Frauen. Nicht zuletzt durch das gewachsene Interesse an den Anliegen der Frauen und an Bemühungen zu ihrer Förderung und Emanzipation in der Gesellschaft konnten vielfach brachliegende Energien für den Bereich der Pflege mobilisiert werden. In den zwei Jahrzehnten von ca. 1976 bis 1996 haben Pflegekräfte angesichts großer Engpässe im Gesundheitswesen eigene Ressourcen mobilisiert. Eine neue Art ihres professionellen Status zeichnet sich deutlich ab. Dieser Status ergibt sich nicht aus medizinischer Assistenztätigkeit. Auf dem Hintergrund theoretischer Durchdringung eigenständig pflegerischen Tuns kann Pflege im Zusammenspiel mit medizinischen, diagnostischen und therapeutischen Möglichkeiten eigene Wege gehen.

Der Begriff des Sich-Sorgens gewinnt neue professionelle Kraft, die sich in der verstärkten Übernahme von politischer Verantwortung durch Pflegekräfte im britischen Gesundheitssystem ausdrückt. *J. E. Asvall*, der Regional-Direktor der WHO für Europa sagte 1997: »*Pflegende in Europa sind keine homogene Gruppe. Es finden sich große Unterschiede in den Rollen, die sie spielen, in den Tätigkeiten, die sie ausführen, in den Bildungsprogrammen, die sie durchlaufen, im Status, den sie jeweils in ihren Gesellschaften haben, und in der finanziellen Entlohnung, die sie erhalten. Zusammengenommen haben sie jedoch ein großartiges Potenzial an Kräften, das wesentliche Dienste zur Gesunderhaltung der Bevölkerung zur Verfügung stellt. Dazu gehört die Sorge um Kranke und Verletzte und die Pflege von Alten und Schwachen in der europäischen Region. In vielen, wenn nicht in allen europäischen Ländern erhalten diese professionellen Mitarbeiter und Mitarbeiterinnen in den Gesundheitsdiensten nicht jene Anerkennung, die sie verdienen und auch nicht die Arbeitsbedingungen, die nötig wären, ihren besonderen Funktionen in unseren Gesundheitssystemen nachzukommen.*« (*Fatchett* 1998)

Mit diesen Aussagen wird deutlich, dass die Zukunft der Pflege wohl von den Pflegekräften selbst bestimmt werden soll. Es ist jedoch notwendig, politische Rahmenbedingungen zur vollen Entfaltung aller Potenziale zu schaffen. Immer geht es um gegenseitige Anerkennung und um partnerschaftliche Zusammenarbeit aller Beteiligten auf fachlicher, administrativer und politischer Ebene.

Literatur

Agnew, T.: A change of part. *Nursing Times*, 9(43): 20–21, 1995.

Arndt, M.: Besuch im Londoner Krankenpflegemilieu im Januar 1986. *Deutsche Krankenpflegezeitschrift*, (6/86): 422–424.

Arndt, M.: Wo soll es lang gehen? Pflegeprozeß – eine gesetzliche Forderung – Gedanken zum Krankenpflegegesetz. In: Caritas-Schwester, (3/86): 1–3.

Arndt, M.: Nicht frei zu moralischem Handeln. In: Die Schwester/Der Pfleger, 36(6): 516-521, 1997.

Arndt, M.: How can Nurses and Midwives confront the Challenges of Global Evolution and improve the Quality of Life? In: CICIAMS NEWS (3rd and 4th Trimester 1998): 19-23, 1998.

Arndt, M.: Ethical considerations in the allocation of resources. In: Medical ethics and the future of health care, Edited by: K. Kearon, und F. O'Ferral, Dublin: Columba Press 2000.

Bahro, M.; Kämpf, C.; Strnad, J.: Die Verteilungsgerechtigkeit medizinischer Leistungen. Ein Beitrag zur Rationierungsdebatte aus wirtschaftsethischer Sicht. In: Ethik in der Medizin, 13(1–2): 45-60, 2001.

Benzeval, M.; Judge, K.: Whitehead, M.: Tackling inequalities in health. King's Fund, London 1995.

Bergman, R.: Evolving ethical concepts for nursing. In: International Nursing Review, 23 (4) (208): 116–117, 1976.

Caines, E.: Good bye nurse. In: Nursing Standard, 10 (39): 18, 1996.

DKZ-Beilage: Mittelfristiges Programm der WHO für das Krankenpflege- und Hebammenwesen in Europa. In: Deutsche Krankenpflegezeitschrift, (7): Beilage 1978.

Fatchett, A.: Nursing in the new NHS: modern, dependable? Bailliere Tindall, Edinburgh, London 1998.

Goodinson, S.M.; Singleton, J.: Quality of life: a critical review of current concepts, measures and their clinical implications. In: International Journal of Nursing Studies, 26 (4): 327–341, 1989.

Hancock, C.: With the benefit of foresight. In: Health Service Journal, (27th June): 23, 1996.

Holliday, I.: The NHS transformed. Baseline Books, Manchester 1995.

Jay, M.: The white paper recognizes that nurses have a critical contribution to make. In: Nursing Times, 93 (51): 3, 1997.

Jonas, H.: Humanexperimente. In: Sass, H.-M. (Hrsg.): Medizin und Ethik, 232-253. Philipp Reclam jun., Stuttgart 1989.

Leifer, D.: Designing new workers for tomorrow's world. In: Nursing Standard, 10(36): 14, 1996.

Mack, E.: Rationierung im Gesundheitswesen – ein wirtschafts- und sozialethisches Problem. In: *Ethik in der Medizin*, 13(1-2): 17–32, 2001.

Minogue, B.: Bioethics – A committee approach. Jones and Bartlett Publishers, Boston, London 1996.

New, B.; Le Grand, J.: Rationing in the NHS. King's Fund Publishing, London 1996.

Salvage, J.W.; Wright, S.: Nursing Development Units. A Force For Change. Scutari Press, Harrow 1995.

Schultheiss, C.: Überlegungen zu einer offenen Rationierungsdebatte. In: Ethik in der Medizin, 13 (1–2): 2–16, 2001.

Seedhouse, D.: Ethics – the heart of health care. John Wiley & Sons, Chichester, New York 1988.

Singleton, J.; McLaren: Ethical Foundations of health care. Mosby, London, Toronto 1995.

Unabhängige interdisziplinäre Arbeitsgruppe: Manifest für eine faire Mittelverteilung im Gesundheitswesen. Pr.Internet, FOCUS (6): 153–164, 1999.

Thompson, I.E.; Melia, K.M.; Boyd, K.M.: Nursing Ethics. Churchill Livingstone, Edinburgh 1983.

Tschudin, V.: Ethics in nursing. Heinemann Nursing, Oxford 1986/1992).

Watson, R.: Accountability in Nursing Practice. Chapman & Hall, London Glasgow 1995.

Williams, A.: Quality adjusted life years and coronary artery bypass grafting. Publication on quality adjusted life years. Department of Health and Social Security: 75–88, 1985.

Wright, S.G.: The named-nurse initiative: What is the point? In: NursingTimes, 91(47): 32–33, 1995.

Wright, S.G.: My Patient, My Nurse. The Practice of Primary Nursing. (2nd ed.). Scutary, London 1994.

6. Entscheidungsfindung in der pflegerischen Praxis

Dawn Dowding (Großbritannien)

Abstract

Im Mittelpunkt dieses Kapitels steht das Thema »Entscheidungen«. Um zu entscheiden, müssen wir bewerten, und viele Wertentscheidungen haben eine moralische Bedeutung. Wenn es um Entscheidungen im Bereich der Pflege geht, sind oft auch andere Menschen betroffen. Hieraus ergibt sich eine ethische Dimension, die zwar nicht explizit angesprochen wird, jedoch bei allem Gesagten zum Thema »Entscheidungsfindung« mitschwingt.

Entscheidungen im Pflegealltag mögen auf den ersten Blick allein praktische Bedeutung haben. Doch wo andere Menschen von unseren Entscheidungen betroffen sind – seien es Kolleginnen, Patienten und deren Angehörige –, tragen wir Verantwortung für die Konsequenzen unserer Entscheidung, insofern sie das Wohlergehen anderer Menschen beeinflussen. Worte wie »Verantwortung« oder »Konsequenz« sind Worte aus der Sprache der Ethik. Dem vorliegenden Kapitel liegt also die ethische Thematik der Verantwortung bezüglich der Entscheidungen in der pflegerischen Praxis zu Grunde.

6.1 Einleitung

Dieses Kapitel soll einen kurzen Überblick zu Fragen der Entscheidungsprozesse in der pflegerischen Praxis geben. Es wurde aus der Perspektive der Autorin als Wissenschaftlerin in diesem Bereich in Großbritannien geschrieben. Die Themen, die aufgegriffen werden, sind jedoch für Pflegekräfte überall in Europa von Bedeutung.

Es wird aufgezeigt, was Bewertungen und Entscheidungen sind und warum es für Pflegekräfte und für Patienten bedeutsam ist, sich mit dieser Thematik zu befassen. Wesentliche Theorien zur Entscheidungsfindung werden vorgestellt, die für die Pflege, aber auch für das gesamte Gesundheitswesen wichtig sind. Außerdem erfolgt ein Überblick über den Stand der Forschung in diesem Bereich. Es wird deutlich, dass der Bereich sich sehr weit fassen lässt und dass viele Einzelheiten zu berücksichtigen sind. Anders als die Medizin, beginnt die Pflegewissenschaft gerade erst, sich dieser Fragestellung zu widmen, und so ist die Wissensgrundlage für das Thema nicht allzu groß. Es werden Bereiche hervorgehoben, in denen weitere Forschungsarbeiten nötig sind, um das Wesen der Entscheidungsfindung in der Pflege besser zu verstehen.

6.2 Was ist Entscheidungsfindung?

Alle Menschen treffen täglich Entscheidungen. Daher muss die Entscheidungsfindung im Zusammenhang mit dem, was wir über Urteil und Entscheidungsprozesse im Allgemeinen wissen, gesehen werden. Was den Entscheidungsprozess in der Gesundheitspflege so wichtig macht, ist sein Kontext: Erstens werden Entscheidungen im Ungewissen getroffen (man weiß nicht mit Sicherheit, was das Ergebnis der Entscheidung sein wird) und zweitens kann das Ergebnis der pflegerischen Entscheidung ernste Konsequenzen für eine andere Person, d. h. den Patienten, haben.

In der Pflegeliteratur wird eine Reihe von Begriffen benutzt, um die Entscheidungsfindung zu beschreiben. Unter anderem:

- Klinische Entscheidungsfindung (vgl. *Field* 1987; *Ford*; *Trygstadt-Durland*; *Nelms* 1979)
- Klinisches Urteil (vgl. *Benner*; *Tanner* 1987; *Itano* 1989)
- Klinische Schlussfolgerungen (vgl. *Hammond* 1964)
- Klinisches Denken (vgl. *Grobe*; *Drew*; *Fonteyn* 1991)

- Diagnostisches Denken (vgl. *Carnevali* et al. 1984; 1990)

Obwohl es eine Anzahl verschiedener Begriffe gibt, um den Entscheidungsprozess in der Pflege zu beschreiben, erforschen all diese Autoren dieselbe Fragestellung: Wie fällen Pflegekräfte Urteile und Entscheidungen über die Pflege von Patienten? *Dowie* (1993) gibt eine nützliche Definition von Urteilen als »*Bewertung von Alternativen*« und Entscheidungen als »*Wahl zwischen Alternativen*«. Als Beispiel soll hier ein klinisches Szenario dienen: Eine Pflegekraft kann z. B. einen Patienten als dekubitusgefährdet einstufen (Urteil) und dann bestimmte Mechanismen in Gang setzen, um die Entwicklung von Druckstellen zu verhindern (Behandlungsentscheidung). Zentrale Fragestellungen bei der Betrachtung von Urteils- und Entscheidungsfindung sind:

- Wie fällen Pflegekräfte Urteile und wie treffen sie Entscheidungen?
- Wie gut sind diese Urteile und Entscheidungen?
- Wie können sie verbessert werden?

6.2.1 Entscheidungsfindung in der Pflegepraxis

Es gibt eine Reihe von Gründen, warum es für alle Mitarbeiterinnen und Mitarbeiter im Gesundheitswesen (und nicht nur für Pflegekräfte) zunehmend wichtig wird, sich ihrer Entscheidungsfindung in der Praxis bewusst zu werden. In Großbritannien sind in diesem Zusammenhang folgende Faktoren zu benennen:

- Berufspolitische Aspekte aus dem Bereich der Pflege
- Neue Grundsätze und Verfahrensweisen in der Gesundheitspolitik
- Druck von Seiten der Verbraucher und Kunden des Gesundheitssystems

Vom Standpunkt beruflicher Pflege aus wird seit der Einführung der neuen Bestimmungen des UKCC 1992 mehr Wert auf professionelle Eigenverantwortung und auf berufliche Haftung gelegt. Die Bestimmungen mit dem Titel »*The Scope of Professional Practice*« (Die Bereiche beruflichen Handelns) betonen, dass Pflegekräfte Haftbarkeit und Verantwortung für alle Aspekte ihrer Praxis zu akzeptieren haben. Dies schließt alle pflegerischen Entscheidungen ein, die sie hinsichtlich ihrer Patienten treffen. Um rechenschaftspflichtig zu sein, müssen Pflegekräfte daher in der Lage sein, ihr Tun und ihre Beweggründe zu erklären und zu vertreten. So müssen sie beispielsweise erklären können, **warum** sie entschieden haben, einem bestimmten Patienten einen ganz bestimmten Wundverband anzulegen, und worauf ihre Entscheidung fußt. Dies bedeutet, dass Pflegekräfte Einsicht in den Prozess der eigenen Entscheidungs- und Urteilsfindung haben müssen, um ihrer Rechenschaftspflicht nachkommen zu können. Neue Grundsätze und Verfahrensweisen der Gesundheitspolitik wurden als dritter Faktor für die wachsende Bedeutung genannt, die Entscheidungsprozessen im Gesundheitswesen in Großbritannien beigemessen wird. Seit ihrer Wahl 1997 hat die Labour-Regierung eine Reihe von politischen Dokumenten herausgegeben, die eine »*evidence based*«-Kultur der Gesundheitssorge im Nationalen Gesundheitsdienst (NHS) schaffen helfen sollen (vgl. *Department of Health* 1997 und 2000). Dies bedeutet für alle Mitarbeiter des Gesundheitswesens, dass sie Rechenschaft für ihre Entscheidungen, die sie im Bereich von Therapie und Pflege treffen, ablegen können müssen. Die neuen politischen Grundsätze gaben auch den Anstoß für die Einrichtung des »*National Institute for Clinical Excellence (NICE)*«, eines Nationalen Instituts zur Verbesserung der klinischen Arbeit, dessen Funktion darin besteht, Praxisrichtlinien zu erarbeiten, die »evidence based« sind. Ein weiterer Schwerpunkt liegt auf dem klinischen Management (Clinical Governance), und zwar auf der Ebene der einzelnen Einrichtungen des nationalen Gesundheitsdienstes. »*Clinical Governance*« wird dabei definiert als »*Vorgaben, nach denen die einzelnen Einrichtungen des NHS ihren Kuratorien dafür verantwortlich sind, Bedingungen zu schaffen, die beste Pflegeleistungen ermöglichen, und außerdem die Qualität ihrer Dienstleistungen zu verbessern und hohe Pflegestandards beizubehalten.*« (vgl. *Department of Health* 1998). Dies bedeutet, dass die einzelnen Einrichtungen zur Qualitätssicherung ihrer Dienstleistungen für das Gesundheitswesen verpflichtet sind. Daher nehmen viele Einrichtungen in zunehmendem Maße die Pflegeentscheidungen einzelner Mitarbeiter unter die Lupe. Sie wollen sicherstellen, dass die Grundsätze und Verfahrensweisen der neuen Gesundheitspolitik erfüllt werden.

Der letzte Faktor, der die Aufmerksamkeit auf die Entscheidungsfindung im Gesundheitswesen gelenkt hat, liegt bei den Verbrauchern oder den Kunden des NHS. Patienten haben durch die Computertechnologie und das Internet einen besseren Zugang zu Informationen über Behandlungsmethoden. Darüber hinaus haben einige Vorfälle in Großbritannien die Aufmerksamkeit der Öffentlichkeit auf den Prozess der Entscheidungsfindung innerhalb des Gesundheitssystems gelenkt (z. B. der Herzskandal in Bristol oder die Einbehaltung von Organen in Kinderkrankenhäusern). Jüngste Regierungsinitiativen haben unterstrichen, wie wichtig es ist, dass Patienten in Entscheidungen über ihre Behandlung und Pflege einbezogen werden (vgl. *Department of Health* 1999). Um also dem öffentlichen Anspruch nach Transparenz hinsichtlich der Entscheidungen im Gesundheitswesen entgegenkommen zu können und auch, um Verbraucher und Kunden angemessen in diese Prozesse einzubinden, ist es zunächst nötig, dass alle Mitarbeiter im Gesundheitswesen (also auch Pflegekräfte) selbst Klarheit darüber haben, welche Entscheidungen sie treffen und nach welchen Kriterien dies geschieht.

6.2.2 Theorien der Entscheidungsfindung

Die Forschung im Bereich der Entscheidungsfindung kennt traditionell drei unterschiedliche Zugänge:

- **Normative Zugänge:** Wie können Entscheidungen am besten getroffen werden?
- **Deskriptive Zugänge:** Wie werden Entscheidungen tatsächlich gefällt?
- **Präskriptive Zugänge:** Wie können Entscheidungstheorien benutzt werden, um Entscheidungen zu verbessern? (vgl. *Chapman; Sonnenberg* 2000)

Dieser Abschnitt des Kapitels wird kurz die theoretischen Hauptzugänge in jedem dieser drei Bereiche darstellen, bevor die Forschungsergebnisse in der Pflegewissenschaft analysiert werden.

6.2.2.1 Normative Zugänge

Normative Zugänge basieren auf der Idee, dass jene Entscheidungen rational sind, die unsere Ziele am besten erreichen (vgl. *Baron* 1994). Es gibt zwei Haupttheorien, die auf dieser Prämisse basieren: Die Theorie des erwarteten Nutzens [Expected Utility Theory, EU]), bei der zwischen der Wahrscheinlichkeit des Eintretens eines Ergebnisses und dessen Wert (Nutzen) für die Person abgewogen wird. Die Multi-attribute Utility Theory (MAUT) wägt zwischen mehreren möglichen Ergebnissen ab (vgl. *Baron* 1994). Beide Theorien gehen davon aus, dass der Entscheidungsträger ein rationales Wesen ist, der sicherstellen will, dass das Ergebnis der Entscheidung dem Nutzen oder dem Wert entspricht, der auf bestimmte Ergebnisse (Geld, Lebensqualität, Lebenslänge etc.) gelegt wird. Dieser normative Zugang wird bei einer spezifischen Entscheidung mittels einer Entscheidungsanalyse angestrebt.

Bei einer Entscheidungsanalyse wird ein Entscheidungsproblem mittels eines Entscheidungsbaumes in ein mathematisches Modell übertragen (vgl. *Doubilet*; *MacNeil*

1988). Dieser Entscheidungsbaum zeigt alle zur Verfügung stehenden Optionen gemeinsam mit den möglichen Konsequenzen jeder Entscheidung auf. Die Wahrscheinlichkeit aller unsicheren Ereignisse (Ergebnisse) wird dann den Ästen des Entscheidungsbaumes, zusammen mit numerischen Werten für jedes Ergebnis, zugeordnet. Viele Entscheidungsanalysen in der Medizin benutzen Werte für Kosten (für eine Analyse der Kosteneffizienz) oder der Lebensqualität (z. B. QALYs) im Entscheidungsbaum, um die beste Option zu errechnen. Der Baum wird dann berechnet (durch die Multiplikation der Nutzwerte mit dem jeweiligen Wahrscheinlichkeitswert), indem die Äste »zurückgefaltet« werden und der »erwartete Nutzen« für jede Möglichkeit einsichtig gemacht wird. Der Entscheidungsträger als rationales Wesen wird dann den »Ast« mit dem höchsten zu erwartenden Nutzen bevorzugen.

6.2.2.2 Deskriptive Zugänge

Allgemein gesagt, wird bei deskriptiven Zugängen zu Entscheidungsfindungsprozessen versucht, jene Denkprozesse (kognitive Prozesse) zu identifizieren, die Menschen anwenden, um Entscheidungen zu treffen. Bei diesen Zugängen werden eine Reihe von Heurismen (gedankliche Abkürzungen) und Vorlieben in unserem Denken identifiziert. Sie führen dazu, dass tatsächlich getroffene Entscheidungen nicht jenen entsprechen, die auf den Grundlagen von normativen Modellen getroffen worden wären.
Eine der einflussreichsten deskriptiven Theorien ist die der Informationsverarbeitung (information processing) von *Newell* und *Simon* (1972). Sie gehen davon aus, dass die menschliche Denkfähigkeit durch die Kapazität der Erinnerungsfähigkeit begrenzt ist. Diese Begrenzung führt zum Gebrauch von Denkstrategien, die das Gehirn entlasten. Dies führt zu Heurismen oder Neigungen, die ihrerseits möglicherweise Ungenauigkeiten in der Urteils- und Entscheidungsfindung nach sich ziehen.

Hirnforschung im Bereich der Informationsverarbeitung hat aufgezeigt, dass Ärzte wie auch Pflegekräfte auf dem Hintergrund von »hypothetisch-deduktiven« Verstandesakten in mehreren Phasen zu Urteilen und Entscheidungen gelangen (vgl. *Elstein; Shulman; Sprafka* 1978; *Hamers, Abu-Saad; Halfens* 1994; *Radwin* 1990; *Tanner* et al. 1987). Die von *Elstein, Shulman* und *Sprafka* beschriebenen grundlegenden Phasen der Entscheidungsfindung schließen Folgendes ein:

1. Aufnahme von Stichworten (Sammeln vorläufiger klinischer Informationen).
2. Erstellen einer Hypothese (mögliche Erklärungen für die gesammelten Informationen).
3. Interpretation der Information (Überprüfen der Information zur Bestätigung oder Verwerfung der Hypothese).
4. Auswertung der Hypothese (Auswahl der Erklärung, die von den meisten Belegen bestätigt wird).

Die Forschung geht davon aus, dass Menschen bei dieser Art des Denkens eine Reihe von Heurismen oder gedanklichen Abkürzungen verwenden, um den Denkprozess zu unterstützen. *Tversky* und *Kahnemann* (1974) nehmen an, dass Heurismen die komplexe Aufgabe des Abschätzens der Wahrscheinlichkeit des Auftretens bestimmter Ereignisse auf einfachere beurteilbare Denkschritte reduzieren. Obwohl dies bei der Beurteilung von Gegebenheiten und bei der Entscheidungsfindung außerordentlich nützlich ist, kann es zu systematischen Denkfehlern führen. Die am häufigsten angetroffenen Heurismen treten im Bereich der stellvertretenden Wahrnehmung (Repräsentativität), der Verfügbarkeit, der Verankerung und der Annahme von im Nachhinein erhaltenen Informationen als bereits vorher gegeben (hindsight bias) auf.
Fälschlich angenommene Repräsentativität: Hier werden Urteile auf dem Hintergrund ähnlicher zuvor erlebter Situationen gefällt. Es ist wahrscheinlich, dass hierbei die empirische Wirklichkeit verkannt wird.

85

Verfügbarkeit: Hier urteilen Menschen entsprechend der Leichtigkeit, mit der bestimmte Situationen oder Gegebenheiten dem Erinnerungsvermögen zugänglich sind. Dies bedeutet, dass Urteile beinflusst werden, je nachdem wie vertraut Menschen mit einer Erfahrung sind oder wie lange es her ist, seit sie eine ähnliche Entscheidung trafen.

Verankerung und Anpassung: Bei diesem Heurismus schätzen Personen einen Ablauf von einem Ausgangswert her ein, der bereits angepasst wurde, um eine endgültige Antwort zu erhalten. Das Problem liegt darin, dass unterschiedliche Ausgangspunkte zu unterschiedlichen Wahrscheinlichkeitseinschätzungen führen, da diese vom Ausgangwert abhängen können.

Hindsight bias: Wenn Entscheidungen reflektiert werden, nachdem die Konsequenz bereits eingetreten ist, wächst die Wahrscheinlichkeit, dass Informationen, die mit dem vorher angenommenen Ergebniss inkonsistent sind, ignoriert werden (vgl. *Chapmann; Elstein* 2000). Dies zieht spezifische Probleme für die Pflege nach sich, wenn Pflegekräfte zunehmend aufgefordert werden, über ihre Praxis »zu reflektieren«. Wenn sie sich der Effekte des »hindsight bias« nicht bewusst sind, ist es unwahrscheinlich, dass sie einen Lerneffekt aus der Situation ziehen.

6.2.2.3 Präskriptive Zugänge

Es gibt eine Reihe verschiedener Zugänge, die zur »Verbesserung« von Entscheidungs- und Urteilsfindungen eingesetzt worden sind. Diese schließen unter anderem Techniken der Entscheidungsanalyse, die Einführung von klinischen Richtlinien und eine Anzahl unterschiedlicher Arten von computerisierten Systemen zur Entscheidungsunterstützung mit ein. *Arkes* (1991) hat Entscheidungsfehler und -vorlieben in drei Kategorien eingeordnet. Es gibt Entscheidungshilfen, die den Auswirkungen von zwei dieser drei Hauptfehlerquellen entgegenwirken.

Strategiefehler: Diese treten auf, wenn heuristische Regeln einfacher zu benutzen sind als die normativen Zugänge. Computerisierte Entscheidungshilfen versuchen, diese Fehlertypen dadurch zu neutralisieren, dass sie das Benutzen der normativen Regeln einfacher machen.

Assoziationsfehler: Diese treten auf, wenn Assoziationen zu einer Situation Informationen ins Gedächtnis rufen, die für die eigentliche Entscheidung unwichtig sind. Beispiele hierfür sind Repräsentativität und Verfügbarkeit. Entscheidungshilfen können diesem Fehlertypus entgegenwirken, indem sie Personen geradezu auffordern, auch Informationen zu berücksichtigen, die nur entfernt mit dem Problem in Zusammenhang stehen könnten (vgl. Chapman; Elstein 2000).

Es gibt also eine Reihe von Wegen, auf denen Forscher versucht haben, Entscheidungsprozesse in der Praxis zu unterstützen. Auf Grund der Vielzahl der Zugänge ist es schwierig, auch nur einen davon detailliert darzustellen. Im nächsten Abschnitt wird der Gebrauch von spezifisch pflegerischen Entscheidungshilfen diskutiert.

6.3 Der pflegerische Entscheidungsprozess

6.3.1 Wie fällen Pflegekräfte Urteile – wie treffen sie Entscheidungen?

Die meisten Forschungsarbeiten zur Entscheidungsfindung in der Pflege haben sich darauf konzentriert, wie Pflegekräfte Urteile fällen und Entscheidungen treffen. Sie bemühten dabei oft den Vergleich zwischen Berufsanfänger und erfahrenem Praktiker. Im Folgenden liegt ein Schwerpunkt auf allgemeinen Forschungsergebnissen zum pflegerischen Denken. Dabei geht es zunächst um Denkleistungen bei Pflegeexperten und im Licht der oben aufgezeigten Forschungsergebnisse wird dargestellt, wie Pflegekräfte ihre Entscheidungen begründen.

Die meisten Studien, die untersuchten, wie Pflegekräfte Entscheidungen treffen, haben sich einer Technik bedient, die als »Lautes Denken« bekannt ist. Sie nutzten Protokollanalysen, um die Denkprozesse detailliert zu überprüfen. Diese Technik erfordert, dass die Mitwirkenden bei der Studie alle Gedanken, die ihnen durch den Kopf gehen, verbalisieren, während sie gleichzeitig Entscheidungsaufgaben – in den meisten Fällen in Gestalt eines simulierten Problems – lösen müssen (vgl. *Di Giulio; Crow* 1997; *Lamond; Crow; Chase* 1996; *Tanner, Padrick, Westfall; Putzer* 1987; *Grobe; Drew; Fonteyn* 1991).

Typischerweise haben diese Studien Belege dafür gefunden, dass Pflegekräfte in ihrer Entscheidungsfindung hypothetisch-deduktive Zugänge mit einer Reihe von Variationen bezüglich des Typus und der Anzahl der beachteten Informationen (*Di Giulio; Crow* 1997; *Tanner; Padrick; Westfall; Putzer* 1987) und der Menge der entwickelten Hypothesen anwenden. (*Di Giulioi; Crow* 1997) Studien, in denen Berufsanfänger mit erfahrenen Praktikern verglichen wurden, wiesen eine Reihe von Ähnlichkeiten nach. Bei Aufgaben, wie zum Beispiel den Grund für das Weinen eines Babys herauszufinden (*Holden; Klingner* 1988), die angemessene Behandlung für kardiologische Erkrankungen festzulegen (*Henry* 1991) oder über einen angemessenen Wundverband zu entscheiden (*Lamond; Farnell* 1998), erbrachten die erfahrenen Praktiker präzisere Leistungen. Wurden die Denkstrategien in einigem Detail überprüft, so schien es, dass die erfahrenen Praktiker auf Grund ihrer längeren Erfahrung mit Patienten in ihrem Spezialgebiet bessere Leistungen erbrachten. (*Jacavone; Dostal* 1992; *Fisher; Fonteyn* 1994; *Greenwood; King* 1995)

Diese umfassende Wissensbasis wirkt sich anscheinend auch aus auf den Informationstyp und die -menge, die Experten – im Vergleich zu den Berufsanfängern – für ihre Entscheidung zu Rate ziehen. Anscheinend sind sie in der Lage, sich auf wichtige Informationen für das anliegende Problem zu konzentrieren, während Berufsanfänger eine große Menge irrelevanter Informationen sammeln. (*Greenwood; King* 1995; *Henry* 1991; *Holden; Klingner* 1988; *Jacavone; Dostal* 1992; *Lamond; Farnell* 1998)

Ein anderer einflussreicher Bereich in der Erforschung von Urteils- und Entscheidungsfindung, insbesondere im Hinblick auf Fachwissen, beruht auf den Arbeiten von *Benner* (vgl. *Benner; Tanner; Chesla* 1992, *Benner; Tanner* 1987). Diese Arbeiten legen nahe, dass Expertenwissen in der Pflege dadurch geprägt wird, dass Experten in ihren Entscheidungen ihre »Intuition« verwenden. Intuition wird definiert als »*Verstehen ohne Erklärung*« (*Benner; Tanner* 1987) und in sechs Komponenten unterteilt:

1. Erkennen von Mustern
2. Erkennen von Ähnlichkeiten
3. Gesunder Menschenverstand
4. Durch Erfahrung gestütztes Können
5. Gespür für das Besondere/Ungewöhnliche
6. Gezielte Rationalität (vgl. *Benner; Tanner* 1987)

Die hervorstechendste Eigenschaft von Experten ist ihre Fähigkeit, das Wesentliche einer Situation als Ganzes zu erfassen und sich auf die wichtigen oder ungewöhnlichen Aspekte dieser Situation zu konzentrieren (vgl. *Benner; Tanner; Chesla* 1992). Benners Arbeiten haben zu einer weit reichenden Diskussion und weiterer Forschung zum Wesen von Expertenwissen und zur Bedeutung von Intuition in der pflegerischen Entscheidungsfindung geführt. (z. B. *English* 1993; *Cash* 1995; *King; Appleton* 1997) Viele Ergebnisse dieser Arbeiten können mit anderen Forschungsarbeiten zu Expertenleistungen in der Pflege verbunden werden und sind auch mit Forschungsergebnissen aus der kognitiven Psychologie (*English* 1993) in Zusammenhang zu bringen (wie z. B. die Fähigkeit, sich auf »ungewöhnliche« Informationen zu konzentrieren). Kritik an der Bedeutung der Intuition als Entscheidungsgrundlage für pflegerische Entscheidungen ist in mehrfacher Hinsicht geübt worden. Da ist zum einen die Unfähigkeit, zu erklären, wie Urteile und Entscheidungen gefällt worden sind, da Intuition von ihrem Wesen her nicht erklärt werden kann (*Lamond; Thompson* 2000; *Cash* 1995). Da ist zum anderen der Widerspruch zwischen der Tatsache, dass Expertenwissen kontextspezifisch ist (*Cash* 1995), während *Benner* die Expertise den Individuen zuschreibt. Und da ist zum Dritten die Kritik, dass nicht nur Experten intuitiv denken, sondern *»auch ein wissenschaftlicher Amateur über Intuition verfügen kann, und dass diese Intuition falsch sein kann.«* (vgl. *Cash* 1995).

Mit den Forschungsprojekten, die die Entscheidungsprozesse erfahrener Pflegekräfte untersuchen, sind jene Arbeiten verwandt, die den Wissenserwerb in der Pflege und in der Geburtshilfe erforschen. Es gibt einige Studien, die die Bedeutung von Heurismen wie Repräsentativität, Verfügbarkeit und Verankerung in der pflegerischen Praxis analysieren. Die Ergebnisse dieser Studien legen nahe, dass Repräsentativität häufig als Basis für eine Entscheidung benutzt wird (vgl. *Cioffi* 2001; *Cioffi; Markham* 1997).

Repräsentativität wird hier definiert als Situation, in der Urteile und Entscheidungen darauf beruhen, dass Pflegekräfte die Ähnlichkeit zwischen der gegenwärtigen Situation des Patienten und der Situation von Patienten im gleichen Zustand, die in der Vergangenheit gepflegt wurden, sehen (vgl. *Cioffi* 2001; *Cioffi; Markham* 1997).

Repräsentativität könnte auch als »Mustererkennung« verstanden werden, was in der Studie von *Fisher* und *Fonteyn* (1985) als ein häufig von Pflegekräften benutzter Heurismus identifiziert wurde und die *Benner* und *Tanner* (1987) zu den Komponenten von Expertenwissen zählten. In einer Studie wurde auch suggeriert, dass Pflegekräfte »Verfügbarkeit« als Basis für ihre Entscheidungen wählen. Vorausgesetzt, man definiert Verfügbarkeit als das Nutzen früherer Erfahrungen mit einem bestimmten Patien-

ten, um eine Entscheidung zu untermauern (vgl. *Cioffi* 2001).

Zusammengefasst legt der gegenwärtige Forschungsstand zur Entscheidungsfindung bei Pflegekräften nahe, dass sie den hypothetisch-deduktiven Zugang zur Entscheidungsfindung bevorzugen. Sie nutzen bekannte Heurismen, um ihre Entscheidungsfindung abzustützen. Herausgefunden wurde auch, dass Experten in der Praxis auf Grund ihres umfassenden Wissens und ihrer Erfahrung eher in der Lage zu sein scheinen, genauere Entscheidungen zu treffen, als Praktiker mit weniger Erfahrung.

Pflegekräfte zeigen in ihrem Denken allerdings die gleichen Neigungen wie andere Menschen auch und diese Neigungen können zu systematischen Fehlern führen. Außerdem muss darüber nachgedacht werden, ob der bloße Gebrauch von »Intuition« als Erklärungsansatz im Kontext transparenter und rechenschaftspflichtiger Entscheidungen in der Praxis angemessen und vernünftig sein kann (vgl. *Lamond; Thompson* 2000).

6.3.2 Wie gut sind Urteile und Entscheidungen von Pflegekräften?

Es gibt einige Forschungsarbeiten, die der Frage nachgehen, wie gut die Beurteilungen und Entscheidungen von Pflegekräften wirklich sind. Studien, die die Genauigkeit von pflegerischen Entscheidungsprozessen unter die Lupe nehmen, beurteilten die Entscheidungsleistungen mit formellen Einschätzungsinstrumenten. So haben *Kruse, Thill-Baharozian* und *Carlson* (1988) zum Beispiel die Genauigkeit der Voraussagen bezüglich des Todes von Patienten auf Intensivstationen, die von Pflegekräften und Ärzten gemacht wurden, mit dem APACHE II Punktsystem verglichen. Sie fanden heraus, dass keine nennenswerten Unterschiede zwischen dem Bewertungsinstrument und den Urteilen bestanden, wenn diese mit der tatsächlichen Mortalität verglichen wurden. Allerdings waren die Voraussagen von Pflegekräften erheblich ungenauer als die von Ärzten. *Moore, Martin* und *Stonehouse* (1996) verglichen die Einschätzungen von Pflegekräften hinsichtlich des Sturzrisikos geriatrischer Patienten mit einem Instrument zur Risikobewertung. Insgesamt identifizierten diese Risikomesser 54 Prozent der Patienten, die tatsächlich stürzten, verglichen mit der Einschätzung der Pflegekräfte, die bei 31 Prozent lag. Allerdings waren in diesem Fall beide Methoden bei der Voraussage von Stürzen nicht besonders präzise. Ähnlich ist auch die Studie von *Van den Bosch* et al. (1996), die die Einschätzung von Pflegekräften bezüglich Druckstellen mit der Braden-Skala verglich. Dabei wurde die Anzahl der Patienten, die Dekubiti entwickelten, als Ergebnis eingesetzt. In diesem Fall identifizierten Pflegekräfte 51,7 Prozent der Risikopatienten, verglichen mit 59 Prozent der Braden-Skala.

Eines der Hauptprobleme mit Studien wie den beschriebenen ist, dass sie die Fähigkeit einer Pflegekraft, das Eintreten widriger Umstände vorherzusagen, untersuchen. Die Studien berücksichtigen dabei nicht, dass u. U. bereits Dekubitus- oder Sturzprophylaxen durchgeführt wurden, um das Risiko zu verringern.

Schließlich sei noch eine Studie erwähnt: *Leprohon* und *Patel* untersuchten 1995 den Entscheidungsprozess von Pflegekräften bei der Feststellung von Behandlungsprioritäten in Notfallsituationen, in der sie die gefällte Entscheidung mit dem Ergebnis für den Patienten verglichen. Es stellte sich heraus, dass insgesamt 54 Prozent aller Entscheidungen von Pflegekräften in Bezug auf Notmaßnahmen (Ambulanz, Überweisung oder Beratung) zutreffend waren. Wurden die Anrufe in drei Notfallstufen eingeteilt, waren 100 Prozent der Pflegeentscheidungen für extreme Notfälle korrekt. In einer ähnlichen Studie (*Marsden* 2000), die sich mit der Diagnosegenauigkeit von Pflegekräften in einer opthalmischen Notfallklinik beschäftigte, wurde festgestellt, dass Pflegekräfte bei der Vorhersage von Problemlagen

eine Genauigkeit von 76 Prozent erreichten. Forschungsarbeiten zur Genauigkeit von Urteilen und Entscheidungen durch Pflegekräfte sind begrenzt. Sie sind zusätzlich noch dadurch verwirrend, dass sie Urteile mit Instrumenten der Risikoabschätzung abgleichen, die oftmals nicht validiert sind und anscheinend nur wenig besser funktionieren als eine reine Urteilsfindung. Außerdem beziehen sie Situationen mit ein, in denen das Ergebnis der Pflege manipuliert wurde. Weitere Arbeiten in diesem Bereich sind nötig, um die zukünftige pflegerische Praxis zu beeinflussen.

6.4 Entscheidungshilfen

Wie bereits dargelegt, sind eine Reihe von Techniken zur Unterstützung der Urteils- und Entscheidungsfindung im Gesundheitswesen entwickelt worden. Bis dato haben diese Techniken nur begrenzte Anwendung in der Pflege gefunden. Die Arten der Entscheidungshilfen, die hier diskutiert werden sollen, schließen den Gebrauch von Entscheidungsanalysen, klinischen Richtlinien und computerisierten Entscheidungshilfesystemen mit ein.

6.4.1 Die Entscheidungsanalyse

Neben ihrer Funktion als normativem Zugang zur Entscheidungsfindung kann eine Entscheidungsanalyse auch auf präskriptive Weise im Entscheidungsfindungsprozess eingesetzt werden. Da von politischer Seite in neuerer Zeit die Beteiligung der Patienten an der Entscheidungsfindung bezüglich ihrer Therapie und Pflege betont wird, ist das Einbeziehen der von den Patienten bevorzugten Maßnahmen im Entscheidungsbaum als hilfreich anzusehen. (*Dowding; Thompson* 2002) Entscheidungsanalysen wurden als eine Möglichkeit, den Entscheidungsfindungsprozess in der pflegerischen Praxis zu unterstützen, diskutiert; insbesondere bei psychisch kranken Patienten mit diagnostiziertem Gewaltpotenzial (*Lanza;*

Bantly 1991) und bei schizophrenen Patienten mit einer Geschichte des Drogenmissbrauchs. (*Bonner* 2001)

Allerdings ist der tatsächliche Nutzen solcher Studien für die Praxis begrenzt. *Mosher* et al. (1999) entwickelten einen Entscheidungsbaum als Hilfestellung für Entscheidungen bei der Reinigung von nekrotisierenden Dekubiti, der die Parameter »Kosten« und »pflegerischer Zeitaufwand« berücksichtigt. Das Entscheidungsmodell empfahl den Gebrauch von collagenen Wundreinigungsmitteln.

Shamian (1991) benutzte Entscheidungshilfen als Lernmittel und fand heraus, dass Studierende, die gelernt hatten, sie zu benutzen, im Vergleich zu Studierenden, die diese Schulung nicht hatten, erheblich mehr richtige Entscheidungen trafen. Diese Studie zeigt auch, dass Entscheidungsanalysen zu größerer Konsistenz in der Entscheidungsfindung führen können.

6.4.2 Klinische Richtlinien

Klinische Richtlinien sind ein weiteres Hilfsmittel, mit dem Entscheidungen von Pflegekräften und von Patienten unterstützt werden können. Normalerweise beziehen sich diese Richtlinien auf eine angemessene Gesundheitsfürsorge in spezifischen Umständen (vgl. *Rycroft-Malone* 2002). Idealerweise sollten klinische Richtlinien auf qualitativ hochwertigen Forschungsresultaten gegründet sein (evidence based) und sowohl Empfehlungen für die Praxis als auch eine zusammenfassende Darstellung der Begründung für spezifische Empfehlungen enthalten. Allerdings müssen Richtlinien immer noch von Praktikern für ihre eigene Anwendung interpretiert werden und es gibt beachtliche Debatten über den Effekt, den sie auf Behandlungsergebnisse haben.

Wie so viele Arbeiten zur Nützlichkeit von Entscheidungshilfen stammen die Beweise der Effektivität klinischer Richtlinien hauptsächlich aus der Medizin. Eine von *Thomas* et al. 2001 durchgeführte systematische Überprüfung hat die Effektivität der Richtlinienumsetzung in den mit der Medizin verwandten Berufsgruppen analysiert. Diese Arbeit identifizierte 18 Studien, die den Effekt klinischer Richtlinien auf die Pflege der Patienten untersuchten (hauptsächlich bei Pflegekräften). Sie fand einige Belege dafür, dass Richtlinien in der Veränderung von Prozess und Ergebnis der Pflege wirkungsvoll sein können, da sieben von neun Studien, die Ergebnisse gemessen hatten, erhebliche Verbesserungen in der Gruppe, die medizinische Richtlinien benutzten, feststellten. Allerdings waren die Studien, die in der Überblicksarbeit benutzt wurden, durch schwache Forschungsmethoden und einen Mangel an Langzeitauswertungen der Auswirkungen klinischer Richtlinien auf die Patientenpflege gekennzeichnet.

Mit dem Fortschritt der Technik ist es wahrscheinlich, dass Entscheidungshilfen im Gesundheitswesen computerisiert werden. Ein Beispiel hierfür ist *NHS Direct*, ein 24 Stunden am Tag verfügbarer, von Pflegekräften geleiteter Anrufdienst, der in Großbritannien im Rahmen des NHS angeboten wird. *Crouch* (2002) diskutiert zwei grobe Arten entscheidungsunterstützender Software:

1. Systeme, die auf Wissen beruhen, d. h. Systeme, die auf dem Wissen von Klinikärzten und der Annahme klinischer Situationen basieren und möglicherweise Algorithmen, Ablaufdiagramme und Expertensysteme enthalten.
2. Systeme, die auf Datenbanken beruhen, d. h. Systeme, die eine große Datenbank mit klinischen Informationen benutzen und statistische Schlussfolgerungen ziehen, um Behandlungsvorschläge zu machen.

Die Pilotstudie eines mit Computern arbeitenden telefonischen Beratungssystem für Unfall- und Notaufnahmeabteilungen in Großbritannien hat herausgefunden, dass Pflegekräfte, die die Software benutzten, klinisch genauere und vollständigere Beurteilungen durchführten als diejenigen, die die Beratung wie gewohnt durchführten (vgl. *Crouch* 2002).

Dies waren in aller Kürze die unterschiedlichen Typen von Entscheidungshilfen, die Pflegekräfte in ihrer Urteils- und Entscheidungsfindung in der Praxis zu Rate ziehen können. Wie vieles in der Erforschung der Entscheidungsfindung im Gesundheitswesen ist die Beweislage für die Effektivität solcher Zugänge im Pflegebereich begrenzt.

6.5 Implikationen für die pflegerische Praxis

In diesem Kapitel wurde ein Überblick über die Hauptprobleme in der Abwägung von Urteilen und Entscheidungen in der pflegerischen Praxis gegeben. Im Zuge der Veränderungen in der Gesundheitspolitik in Großbritannien werden Pflegekräfte ebenso wie andere pflegerische Berufsgruppen in zunehmenden Maße gefordert, ihre Entscheidungsprozesse zu hinterfragen. Sie müssen überlegen, welche Beweiselemente sie in die Entscheidungsfindung mit einbeziehen und wie sie diese Entscheidungen verbessern können, um eine qualitativ gute Pflege sicherzustellen.

Es gibt bereits Forschungsarbeiten zu Fragen der pflegerischen Entscheidungsfindung. Was fehlt, sind Beweise dafür, dass die Einschätzungen und Entscheidungen, die Pflegekräfte tagtäglich treffen, die »besten« für die Pflege der Patienten sind. Es werden weitere Forschungsarbeiten gebraucht, die insbesondere der Frage nach der Qualität der pflegerischen Entscheidungs- und Urteilsfindung und ihren Verbesserungsmöglichkeiten nachgehen. Da Entscheidungen im zunehmenden Maße beweisbar und transparent sein sollen, könnte die Nutzung von spezifischen Entscheidungshilfen für bestimmte Bereichen der pflegerischen Praxis zukünftig der beste Weg sein.

Zusammenfassung

Der Blickwinkel dieses Kapitels hat sich auf die britische Sichtweise konzentriert. Damit Pflegekräfte durch Informationen untermauerte Behandlungsentscheidungen treffen und um eine qualitativ gute Pflege für Patienten sicherzustellen, sind weitere Forschungsarbeiten zum Thema der Urteils- und Entscheidungsfindung aus europäischer Sicht notwendig.

In diesem Kapitel wurde dargelegt, dass die Erforschung von klinischer Beurteilung und von Entscheidungsfindung für die pflegerische Praxis bedeutsam ist. Urteile und Entscheidungen von Pflegekräften zeichnen sich durch eine Reihe von Unsicherheitsfaktoren aus. Dies kann möglicherweise wichtige Konsequenzen bei der Pflege von Patienten haben.

Es gibt drei wesentliche Zugänge, Beurteilung und Entscheidungsfindung zu verstehen: normativ, deskriptiv und präskriptiv. Wesentliche Punkte, die die Bedeutung von Pflegeforschung in diesem Bereich aufzeigen, sind:

- Pflegekräfte scheinen ein hypothetisch-deduktives Argumentationsmuster zu befolgen, wenn sie Situationen beurteilen oder Entscheidungen fällen. Wie alle anderen Menschen auch, sind Pflegekräfte von Vorerfahrungen und Vorurteilen beeinflusst.
- Experten treffen sicherere Entscheidungen als Neulinge.
- Es gibt eine Reihe von Aspekten, die im Zusammenhang mit dem Begriff der Intuition als Entscheidungsgrundlage zu diskutieren sind.
- Es gibt zurzeit nur unzureichende Forschungsergebnisse zur Bedeutung von Beurteilungen und Entscheidungen in der Pflege und zu den Einflüssen, die Entscheidungshilfen auf eine Verbesserung der Pflegepraxis haben könnten.

Literatur

Arkes, H. R.: Costs and benefits of judgement errors: Implications for debiasing. In: Psychological Bulletin, vol. 110: 486–498, 1991.

Baron, J.: Thinking and Deciding. Second edn, Cambridge University Press, Cambridge 1994.

Benner, P.; Tanner C.: Clinical Judgment: How expert nurses use intuition. In: American Journal of Nursing, vol. 87, no. 1: 23–31, 1987.

Benner, P., Tanner, C.; Chesla, C.: From beginner to expert: Gaining a differentiated clinical world in critical care nursing. In: Advances in Nursing Science, vol. 14, no. 3: 13–28, 1992.

Bonner, G.: Decision making for health care professionals: use of decision trees within the community mental health setting. In: Journal of Advanced Nursing, vol. 35, no. 3: 349–356, 2001.

Carnevali, D. L.; Mitchell, P. H.; Woods, N. F.; Tanner, C.: Diagnostic reasoning in nursing. Lippincott, Philadelphia 1984.

Cash, K.: Benner and expertise in nursing: a critque. In: International Journal of Nursing Studies, vol. 32, no. 6: 527–534, 1995.

Chapman, G. B.; Elstein, A. S.: Cognitive Processes and Biases in Medical Decision Making in Decision Making. In: Chapman, G.B.; Sonnenberg, F.A.: Health Care. Theory, Psychology and Applications. Cambridge University Press, Cambridge: 183–210, 2000.

Chapman, G. B.; Sonnenberg, F. A.: Introduction. In Chapman, G.B.; Sonnenberg, F.A.: Decision Making in Health Care. Theory, Psychology and Applications. Cambridge University Press, Cambridge: 3–19, 2000.

Cioffi, J.: A study of the use of past experiences in clinical decision making in emergency situations. In: International Journal of Nursing Studies, vol. 38: 591–599, 2001.

Cioffi, J.; Markham, R.: Clinical decision making by midwives: managing case complexity. In: Journal of Advanced Nursing, vol. 25: 265– 272, 1997.

Crouch, R.: Computerised decision support. In: Thompson, C; Dowding, D.: Clinical decision making and judgement in nursing. Churchill Livingstone, Edinburgh: 165–182, 2002.

Crow, R. A.; Chase; J.; Lamond, D.: The cognitive component of nursing assessment: an analysis. In: Journal of Advanced Nursing, vol. 22: 206–212, 1995.

Department of Health: The new NHS: modern, dependable. HMSO, London 1997.

Department of Health: A First Class Service: Quality in the New NHS. HMSO, London 1998.

Department of Health: Patient and Public Involvement in the New NHS. HMSO, London 1999.

Department of Health: Towards a strategy for nursing research and Development. HMSO, London 2000.

Di Giulio, P.; Crow, R. A.: Cognitive processes nurses and doctors use in the administration of PRN (at need) analgesic drugs. In: Scandinavian Journal of Caring Science, vol. 11: 12–19, 1997.

Doubilet, P.; McNeil, B. J.: Clinical decision making. In: Dowie, J.; Elstein, A.S.: Professional judgment: A reader in clinical decision making. Cambridge University Press, Cambridge: 255–276, 1988.

Dowding, D.; Thompson, C.: Decision analysis. In: Thompson, C.; Dowding, D.: Clinical decision making and judgement in nursing. Churchill Livingstone, Edinburgh: 131–146, 2002.

Dowie, J.: Clinical decision analysis: background and introduction. In: Llewelyn, H.; Hopkins, A.: Analysing how we reach clinical decisions. Royal College of Physicians of London, London: 7–26, 1993.

Elstein, A. S.; Shulman, L. S.; Sprafka, S. A.: Medical problem solving: An analysis of clinical reasoning Harvard University Press, Cambridge 1978.

English, I.: Intuition as a function of the expert nurse: a critique of Benner's novice to expert model. In: Journal of Advanced Nursing, vol. 18: 387–393, 1993.

Field, P. A.: The impact of nursing theory on the clinical decision making process. In: Journal of Advanced Nursing, vol. 12: 563–571, 1987.

Fisher, A.; Fonteyn, M. E.: The Nature of Nursing Expertise. In: Grobe, S.J.; Pluyter-Wenting, E.S.: Nursing Informatics: An International Overview for Nursing in a Technological Era. Elsevier Science: 331–335, 1994.

Fisher, A. & Fonteyn, M. E.: An Exploration of an Innovative Methodological Approach for Examining Nurses' Heuristic Use in Clinical Practice. In: Scholarly Inquiry for Nursing Practice: An International Journal, vol. 9, no. 3: 263–276, 1995.

Ford, J. A. G.; Trygstad-Durland, L. N.; Nelms, B. C.: Applied decision making for nurses Mosby, St.Louis 1979.

Greenwood, J.; King, M.: Some surprising similarities in the clinical reasoning of ›expert‹ and ›novice‹ orthopaedic nurses: report of a study using verbal protocols and protocol analyses. In: Journal of Advanced Nursing, vol. 22: 907–913, 1995.

Grobe, S. J.; Drew, J. A.; Fonteyn, M. E.: A Descriptive Analysis of Experienced Nurses' Clinical Reasoning During a Planning Task. In: Research in Nursing & Health, vol. 14: 305–314, 1991.

Hamers, J. P. H.; Abu-Saad, H. H.; Halfens, R. J. G.: Diagnostic process and decision making in nursing. In: Journal of Professional Nursing, vol. 10, no. 3: 154–163, 1994.

Hammond, K. R.: An approach to the study of clinical inference in nursing: Part II. In: Nursing Research, vol. 13, no. 4: 315–319, 1964.

Henry, S. B.: Effect of level of patient acuity on clinical decision making of critical care nurses with varying levels of knowledge and experience. In: Heart & Lung, vol. 20, no. 5: 478–485, 1991.

Holden, G. W.; Klingner, A. M.: Learning from Experience: Differences in How Novice vs. Expert Nurses Diagnose Why an Infant is Crying. In: Journal of Nursing Education, vol. 27, no. 1: 23–29, 1988.

Itano, J. K.: A Comparison of the Clinical Judgment Process in Experienced Registered Nurses and Student Nurses. In: Journal of Nursing Education, vol. 28, no. 3: 120–126, 1989.

Jacavone, J.; Dostal, M.: A descriptive study of nursing judgment in the assessment and management of cardiac pain. In: Advances in Nursing Science, vol. 15, no. 1: 54–63, 1992.

King, L.; Appleton, J.: Intuition: a critical review of the research and rhetoric. In: Journal of Advanced Nursing, vol. 26: 194–202, 1997.

Kruse, J. A.; Thill-Baharozian, M. C.; Carlson, R. W.: Comparison of Clinical Assessment with APACHE II for Predicting Mortality Risk in Patients Admitted to a Medical Intensive Care Unit. In: JAMA, vol. 260, no. 12: 1739–1742, 1988.

Lamond, D.; Crow, R. A.; Chase, J.: Judgments and processes in care decisions in acute medical and surgical wards. In: Journal of Evaluation in Clinical Practice, vol. 2, no. 3: 211–216, 1996.

Lamond, D.; Farnell, S.: The treatment of pressure sores: a comparison of novice and expert nurses' knowledge, information use and decision accuracy. In: Journal of Advanced Nursing, vol. 27: 280–286, 1998.

Lamond, D.; Thompson, C.: Intuition and Analysis in Decision Making and Choice. In: Journal of Nursing Scholarship, vol. 32, no. 3: 411–414, 2000.

Lanza, M. I.; Bantly, A.: Decision analysis: A method to improve quality of care for nursing practice. In: Journal of Nursing Care and Quality, vol. 6, no. 1: 60–72, 1991.

Leprohon, J.; Patel, V.: Decision making Strategies for Telephone Triage in Emergency Medical Services. In: Medical Decision Making, vol. 15: 240–253, 1995.

Marsden, J.: An evaluation of the safety and effectiveness of telephone triage as a method of patient prioritization in an opthalmic accident and emergency service. In: Journal of Advanced Nursing, vol. 31, no. 2: 401–409, 2000.

Moore, T.; Martin, J.; Stonehouse, J.: Predicting falls: risk assessment too versus clinical judgement. In: Perspectives, vol. 20, no. 1: 8–11, 1996.

Mosher, B. A.; Cuddigan, J.; Thomas, D. R.; Boudreau, D. M.: Outcomes of 4 methods of debridement using a decision analysis methodology. In: Advances in Wound Care, vol. 12, no. Suppl 2: 12–21, 1999.

Newell, A.; Simon, H. A.: Human problem solving. Prentice Hall, New Jersey 1972.

Radwin, L. E.: Research on diagnostic reasoning in nursing. In: Nursing Diagnosis, vol. 1, no. 2: 70–77, 1990.

Rycroft-Malone, J.: Clinical guidelines. In: Thompson, C.; Dowding, D.: Clinical decision making and judgement in nursing. Churchill Livingstone, Edinburgh: 147–164, 2002.

Shamian, J.: Effect of teaching decision analysis on student nurses' clinical intervention decision making. In: Research in Nursing & Health, vol. 14: 59–66, 1991.

Tanner, C. A.; Padrick, K. P.; Westfall, U. E.; Putzer, D. J.: Diagnostic Reasoning Strategies of Nurses and Nursing Students. In: Nursing Research, vol. 36, no. 6: 358–363, 1987.

Thomas, L.; Cullum, N.; McColl, E.; Rousseau, N.; Soutter, J.; Steen, N.: Guidelines in professions allied to medicine (Cochrane Review). In: The Cochrane Library, Issue 3 edn, Update Software, Oxford 2001.

Tversky, A.; Kahneman, D.: Judgment under Uncertainty: Heuristics and Biases. In: Science, vol. 185, no. 27 September: 1124–1131, 1974.

UKCC: The Scope of Professional Practice. UKCC, London 1992.

Vanden Bosch, T.; Montoye, C.; Satwicz, M.; Durkee-Leonard, K.; Boylan-Lewis, B.: Predictive validity of the Braden scale and nurse perception in identifying pressure ulcer risk. In: Applied Nursing Research, vol. 9, no. 2: 80–86, 1996.

7. Der soziale, interprofessionelle und institutionelle Kontext der Pflegepraxis: Hemmender Widerstand oder Beschleunigungskraft?

Chris Gastmans (Belgien)

Abstract

In diesem Kapitel wird gefragt, inwieweit der Prozess der pflegerischen Sorge im ethischen Sinn von den Strukturen, in denen Pflege stattfindet, positiv oder negativ beeinflusst wird. Drei Bereiche finden in besonderer Weise Beachtung. Zuerst werden jene Entwicklungen aufgezeigt, die auf der gesellschaftlichen Ebene einen Einfluss zu haben scheinen. Zum Zweiten wird die Bedeutung des interprofessionellen Dialogs zwischen Pflege und Medizin umrissen; insbesondere sind die spezifischen beruflichen Kompetenzen Gegenstand der Betrachtung. Zum Dritten ist die Entwicklung von Institutionen im Gesundheitswesen Gegenstand der Diskussion. Hier wird ein besonderer Schwerpunkt auf die Frage gelegt, inwieweit pädagogische und moralische Aspekte in einem wirtschaftlich orientierten Umfeld zum Tragen kommen können und wie Pflegekräfte jene moralischen Grundhaltungen lernen können, die für »gute Pflege« notwendig sind.

7.1 Einleitung

Eine Pflegeperson agiert als Mensch und Fachkraft innerhalb einer Vielfalt von Zusammenhängen, die direkt oder indirekt Einfluss ausüben auf die Art und Weise, in der sie ihrem Pflegeauftrag nachkommt. Nicht nur die Gesellschaft im Allgemeinen, sondern auch das Verhältnis zwischen den medizinischen und pflegerischen Berufsgruppen sowie der institutionelle Rahmen der Pflegeinstitution prägen die Pflegebeziehung, an der Pflegekräfte teilnehmen. Ihr Fürsorgeauftrag wird nicht ohne weiteres im luftleeren Raum erfüllt. Im Gegenteil: Ihr individuelles Auftreten wird in hohem Maße bestimmt durch die Einstellung zur Pflege, die in der Gesellschaft, den medizinischen und pflegerischen Berufen und in den Pflegeinstitutionen herrscht. Eine Fürsorgekultur oder eben gerade deren Mangel kann nicht so einfach durch individuelle Anstrengungen verändert werden.

In diesem Kapitel untersuchen wir, inwieweit der gesellschaftliche, interprofessionelle und institutionelle Kontext der Pflegepraxis eine stimulierende oder begrenzende Rolle im Prozess einer ethischen Pflegepraxis spielen kann. In Gesprächen mit Pflegekräften erfuhren wir, dass Pflege zu einer frustrierenden und erschöpfenden Tätigkeit werden kann, weil die Pflegeorganisation es Pflegekräften sehr erschweren kann, ihren Idealen von guter Pflege zu entsprechen. Institutionelle und materielle Beschränkungen, Missverständnisse und hartnäckige Vorurteile müssen bei der Formulierung des Pflegeauftrags als Realitäten anerkannt und berücksichtigt werden. Anstelle einer inspirierenden Atmosphäre droht der gesellschaftliche, interprofessionelle und institutionelle Rahmen eine beklemmende (und in manchen Fällen sogar eine pflegefeindliche) Atmosphäre zu schaffen, in der die Beibehaltung einer Haltung des Sich-Sorgens sehr schwierig (bisweilen nahezu unmöglich) gemacht wird.

7.2 Die Gesellschaft: Eine ambivalente Einstellung zur Pflege

Wer die Medien verfolgt, weiß, dass auf den ersten Blick ein großes Interesse an der Pflege herrscht. Über den »Pflegebereich«, über »Sozial- und Gesundheitspolitik« und die »soziale Gesellschaft« wird ausführlich gesprochen und geschrieben.

Die gesellschaftliche Bedeutung des Gesundheitssektors zeigt sich auch in der stetig zunehmenden Anzahl von Zielsetzungen, Verwaltungsbestimmungen, formalen Regeln und Prozeduren, die formuliert werden, um ein gutes Funktionieren dieses Sektors sicherzustellen. Durch diese regierungsseitigen Regulierungen werden auch hohe gesellschaftliche Erwartungen an die Arbeitnehmer im Gesundheitssektor geweckt. Hieraus könnte man ableiten, dass sich unsere Gesellschaft um die Pflege sorgt. Räumen wir jedoch der Pflege wirklich eine Vorzugsposition ein in unserem Nachdenken über Mensch und Gesellschaft?

Wer die Berichte über das Sich-Sorgen im Bereich der Pflege gründlich analysiert, merkt schnell, dass in der Welt der Gesundheitssysteme längst nicht alles nach Wunsch läuft. Im Gegenteil: Immer weniger junge Menschen möchten einer pflegerischen Tätigkeit nachgehen. Das hat zur Konsequenz, dass der zunehmende Bedarf an Pflegekräften nur mit Mühe abgedeckt werden kann.

Wie viele andere westeuropäische Länder bemüht sich die belgische Regierung, den Mangel an Pflegepersonal durch groß angelegte Medienkampagnen zu bekämpfen. Dies geschieht in der Hoffnung, durch ein Aufpolieren des Images der Pflegeberufe mehr Studienanfänger für die Pflege zu begeistern. Allerdings sind diese Kampagnen eher ein Beweis für die geringe »natürliche« Anziehungskraft der Pflegeberufe.

Darüber hinaus ist es vom finanziell-ökonomischen Standpunkt aus nicht möglich, allen Pflegeanforderungen, die von Patienten und Pflegekonsumenten gestellt werden, nachzukommen. Wir denken in diesem Zusammenhang an die Überalterung der Bevölkerung, die Zunahme chronischer Krankheiten, das Entstehen von Wartelisten und die steigenden Kosten des Sozialversicherungssystems (vgl. *Hallet* et al. 1994).

Diese Entwicklungen bestimmen bereits jetzt die Grundrisse der zukünftigen Pflege. Das wachsende Ungleichgewicht zwischen der sinkenden Pflegekapazität einerseits und den steigenden Pflegebedürfnissen andererseits scheint ein verantwortungsvolles Angebot im Bereich der Pflegedienste unmöglich zu machen. Darüber hinaus drohen bestimmte Patientengruppen auf der Strecke zu bleiben, und zwar nicht zuletzt diejenigen, die Pflege am nötigsten haben. Es ist daher besonders wichtig, dass die Gesellschaft bzw. ihre politischen Vertreter eine aktive Politik entwickeln, damit der nötige Spielraum für eine menschenwürdige pflegerische Versorgung sowohl seitens der Patienten als auch seitens der Pflegekräfte auch in Zukunft erhalten bleibt. Aber es gehört auch zur Verantwortung der Pflegekräfte selbst, nach einem höchstmöglichen Pflegepraxisniveau zu streben. Hierzu ist es nötig, dass sie eine Machtposition aufbauen: zum Beispiel durch Beteiligung an der Arbeit von Berufsorganisationen oder durch Übernahme von Leitungsfunktionen in Schlüsselpositionen innerhalb des Gesundheitssystems.

Wir scheinen jedoch nicht nur auf sozioökonomischem Gebiet, sondern auch mental noch weit von einer sich sorgenden Gesellschaft entfernt zu sein. Die Idee, dass sich ein selbstständiges Leben und das Pflegen anderer kaum miteinander verbinden lassen, ist tief in unserer Kultur verankert. *Henk Manschot* (1994a) sagt hierzu: »*Ein Wert wird in unserer Kultur als selbstverständlich und bisweilen sogar als unantastbar angesehen, nämlich, daß der Mensch frei ist und das Recht hat, sich sein Leben selbst einzurichten. Viele haben bereits darauf hingewiesen, daß im Laufe der modernen Geschichte diese Idee dazu geführt hat, dass Pflegeaufgaben immer mehr außerhalb des Lebensmusters des autonomen Menschen angesiedelt werden.*«

Wir werden mit der Situation der abbröckelnden Solidarität, des wachsenden Egoismus, der Versachlichung und einer Individualisierung (im Sinne: jeder kümmert sich mehr um sich selbst) konfrontiert. Die Auflösung sozialer Netze führt dazu, dass Probleme schwieriger innerhalb des tagtäglichen Sozialverkehrs gelöst werden können. Insofern doch noch über Pflege und Solidarität gesprochen wird, erhalten diese Begriffe vor allem eine vertragliche Bedeutung. Solidarität wird dann so begriffen, dass die Gemeinschaft als solche Individuen zwingt, Geld für den Bedarf der Schwächeren in der Gesellschaft aufzubringen, und dass sich der Einzelne damit aus wohl verstandenem Eigeninteresse einverstanden erklärt. Die Fürsorge, die wir einander entgegenbringen, kommt dann in der Bereitstellung der notwendigen Versorgung zum Ausdruck. Die dringende Frage, die sich dabei stellt: Wer kümmert sich noch um andere, wenn jeder nur noch für sich selbst sorgt?

Im Folgenden richten wir unsere Aufmerksamkeit nun auf eine Anzahl gesellschaftlicher Entwicklungen, die Einfluss auf den heutigen Stand der Dinge im Bereich der Pflege nehmen, auf die Löcher, Lücken und Spannungen, die in der letzten Zeit im Pflegebetrieb aufgetreten sind.

7.2.1 Die niedrige Stellung der Pflege

Zunächst muss festgestellt werden, dass die tägliche Pflege im Allgemeinen in der Machthierachie niedrig eingestuft wird (vgl. *Collière* 1986). Die, die täglich Pflegedienste leisten, werden zumeist fremdbestimmt. Pflegekräfte müssen häufig Entscheidungen ausführen, die von anderen getroffen worden sind, wodurch der Rahmen ihrer eigenen Wahlmöglichkeiten eingeschränkt ist. Pflegekräfte sind Rädchen in einem hochkomplizierten Pflegesystem, das von anderen – meist Nicht-Pflegekundigen wie Wirtschaftswissenschaftlern, Juristen, Politikern usw. – beherrscht wird.

Gehorsam hat für Pflegekräfte Vorrang vor dem autonomen Auftreten (vgl. *van der Arend* 1992). Machtprozesse auf Makroniveau sind in der Gestaltung von Pflegetätig-

keiten sehr wirksam. Für berufsmäßig Pflegende und vor allem für diejenigen, die ausführende Dienste leisten, bedeutet dies oft, dass es unmöglich ist, Pflege als einen zusammenhängenden Prozess zu begreifen. Wir müssen in diesem Zusammenhang anmerken, dass nicht immer die Pflege selbst, sondern eher die geringe gesellschaftliche Wertschätzung für Pflege und ihre Organisation das Pflegen selbst zu einer schweren Last werden lassen kann (vgl. *Fisher*, *Tronto* 1990).

7.2.2 Der technologische Imperativ

Die tägliche Pflege ist immer mehr zum verlängerten Arm der technischen Entwicklungen geworden. Pflegekräfte fungieren im technischen Modell als Mittler zwischen Mensch und Maschine. So müssen sie zum Beispiel einen Großteil ihrer Arbeitszeit dem Übersetzen medizinisch-technologischer Informationen auf die konkrete Lebenssituation des Patienten widmen. Patienten sind auf Grund ihrer Krankheit und Funktionsunfähigkeit in hohem Maße auf Apparate angewiesen. Auch die pflegerische Zuwendung droht hiervon immer stärker durchdrungen zu werden. Dies ist ein sich selbst verstärkender Prozess. Technologie trägt das Versprechen in sich, Schmerz und Leid zu lindern. Darum stellen Menschen so hohe Erwartungen an die fortschreitende Entwicklung der Technik. Pflegekräfte stehen vollständig im Dienst der erfolgreichen technologischen Erkenntnis und des Wissens. Das Verdienst der Arbeit der Pflegekräfte wird eher an den technologischen Erfolgen und Verbesserungen von Standardbehandlungen als an der Erhöhung der Lebensqualität der Patienten gemessen. Als Folge der zunehmenden Spezialisierung wird in Fortbildungskursen auf die Handhabung neuer Techniken immer mehr Wert gelegt. Die praktische Pflege hingegen wird langsam, aber sicher entwertet (vgl. *Peacock*; *Nolan* 2000). Erhellend ist in diesem Zusammenhang auch die Tatsache, dass die belgische Regierungskampagne zur Förderung der pflegerischen Berufe vor allem die Arbeit von Pflegekräften in einer hochtechnologisierten Umgebung (zum Beispiel auf den Intensivstationen) ins Bild gesetzt hat.

7.2.3 Die Logik der Professionalisierung

Der Gesundheitssektor wird bis in die höchsten Bereiche hinein durch die Logik der Professionalisierung bestimmt. Die Versorgung nimmt vom Umfang her zu, aber auch die Rolle des *professional* wird wichtiger. Im Laufe der Zeit wurden immer mehr Lebensaspekte als in die Expertise der medizinischen Berufe gehörend begriffen (vgl. *Manschot* 1994b). Die Existenz von Einrichtungen zur Gesundheitsfürsorge weckt darüber hinaus die Vorstellung, dass professionelle Hilfe möglich und sinnvoll sind, und dies übt an sich wiederum eine Anziehungskraft aus. Es hat zu der Erwartung geführt, dass Menschen in vielen Bereichen ihres Lebens nicht mehr sich selbst oder einander, sondern das professionelle Hilfeleistungssystem zu Rate ziehen.

Früher konnten die Gemeinschaft, die Nachbarschaft oder die Kirche noch Trost spenden und Menschen in der Verarbeitung von Problemen wie Einsamkeit, Verzweiflung, Sinnlosigkeit und Angst beistehen. Dieses System ist nahezu zum Erliegen gekommen. An seine Stelle ist das komplizierte System der Gesundheitsversorgung getreten, in der der professionelle Pflegesektor eine wichtige Rolle spielt.

7.2.4 Politische Wechselhaftigkeit

Der vierte Faktor, der eine marginalisierende Wirkung auf die tägliche Pflege ausübt, liegt in den Wechselhaftigkeiten der politischen Pflegedebatte (vgl. *Van Houten; Van Lieshout* 1994). Wir geben hier ein Beispiel: Oben haben wir den Professionalisierungsprozess angesprochen, in dem Pflegeaufgaben in das Gebiet der pflegerischen Berufe überwiesen worden sind, die früher Gegenstand der gegenseitigen Hilfe und Fürsorge waren, wie zum Beispiel die Pflege von Älteren oder Hilfe bei Lebensproblemen. Wie in den meisten westlichen Ländern wurde dieser Prozess in Belgien in den fünfziger und sechziger Jahren durch Regierungssubventionen für allerlei professionelle Gesundheits- und Wohlfahrtseinrichtungen gefördert. Seit Beginn der achtziger Jahre sehen die Regierungen sich – auf Grund der Notwendigkeit zum Sparen – verpflichtet, einen radikal anderen Kurs zu fahren, in dem eine Reihe von Pflegeaufgaben eben nicht mehr in das professionelle System fallen und wieder durch die Menschen selbst wahrgenommen werden müssen. Professionelle Pflege muss abgebaut werden zu Gunsten einer Rahmen- und der Selbstpflege. Die Bevölkerung nimmt diese Kursänderungen mit gemischten Gefühlen auf. Die Menschen sind nicht mehr darauf eingestellt, Pflegeaufgaben zu übernehmen, und haben teilweise weder Lust noch Zeit dazu. Während der letzten fünfundzwanzig Jahre haben immer mehr Frauen Berufe ergriffen, sodass für unbezahlte Pflege kaum noch Zeit bleibt. Dies wirft nicht allein die Frage nach der Kinderbetreuung auf, sondern auch die Frage, wer noch in der Lage ist, sich um alte Eltern oder kranke Nachbarn zu kümmern. Vor allem Frauen werden in dieser Hinsicht von zwei Seiten her unter Druck gesetzt: Auf der einen Seite werden sie durch die Regierungspolitik ermuntert, sich am Arbeitsmarkt zu beteiligen, auf der anderen Seite wird wie selbstverständlich auf die Frauen geschaut, wenn es darum geht, im Rahmen der Pflege tätig zu werden (vgl. *Werkman* 1994).

Das Unheilvolle an den politischen Entscheidungen in Pflegefragen ist, dass sie nicht so sehr von einer inhaltlichen Vision der guten Pflege motiviert sind, sondern durch externe finanzielle Faktoren geleitet werden: Die ökonomischen Normen haben Vorrang und die Frage nach dem Warum wird kaum noch gestellt.

Ein gemeinsamer Faktor, der den Pflegediskurs charakterisiert, ist die Ambivalenz, die in unserer Gesellschaft im Hinblick auf Pflege und Pflegeleistung besteht (vgl. Radsma 1994). Pflege ist immer unabdingbar für eine menschenfreundliche Gesellschaft gewesen. Pflege wird einerseits in höchsten Tönen gepriesen. Demgegenüber steht die geringe Wertschätzung derer, die die Pflegeaufgaben auf sich nehmen. Pflegerische Tätigkeiten fallen nicht in den produktiven Sektor, werden durchgehend nicht in wirtschaftlichen Begriffen erfasst und dadurch geringer wertgeschätzt als produktive Leistungen. Wir stimmen daher der niederländischen Pflegetheoretikerin *Aafke Komter* (1989) zu, wenn sie schreibt, dass *»Begriffe wie Fürsorge und Verantwortung schon bald zu Sonntagskonzepten werden. Niemand ist dagegen, es klingt gut in der sonntäglichen Rhetorik, aber unter der Woche liegt einem nicht so sehr daran.«*

7.3 Pflegekräfte und die medizinischen Berufe: Für einen Dialog auf der Basis spezifischer Fachkenntnis

Nicht nur auf gesellschaftlicher Ebene, sondern auch innerhalb der medizinischen und pflegerischen Berufsgruppen zirkulieren verschiedene Auffassungen über die Stellung der pflegerischen Fürsorge im System der Gesundheitsversorgung. Diese Pflegeauffassungen legen in hohem Maße den Rahmen fest, innerhalb dessen Pflegekräfte und Ärzte ihren Pflegeauftrag ausführen können. Im Unterschied zum vorangegangenen Abschnitt wollen wir nun einen positiven Weg beschreiten, durch den – trotz aller Spannungen zwischen den medizinischen und pflegerischen Berufen – der Wert und der Reichtum eines ehrlichen interprofessionellen Dialogs beleuchtet werden sollen. Dies beinhaltet auch, dass wir nicht davon ablassen dürfen, die Angehörigen pflegerischer Berufe auf ihre wichtige Verantwortung im Streben nach einer positiven Pflegevision hinzuweisen.

7.3.1 Care und Cure: Von der Opposition zur Integration

Die pflegerischen und medizinischen Berufsgruppen sind im Rahmen der Gesundheitsfürsorge so stark aufeinander angewiesen, dass man beim Nachdenken über den Wert der Pflege unvermeidlich die medizinische Berufspraxis mit ansprechen muss (vgl. *Baumann* et al. 1998; *Kottow* 2001). Um die Beziehung zwischen beiden Berufsgruppen zu verdeutlichen, wird häufig auf die Konzepte Pflege (care) und Heilung (cure) zurückgegriffen. Bisweilen wird das so dargestellt, als handle es sich dabei um zwei miteinander völlig unvereinbare Realitäten, die durch eine tiefe Kluft getrennt sind. So soll Pflege in dieser Sichtweise die »weiche«, sorgfältige und existenzielle Betroffenheit des Sich-Sorgens verkörpern, während Heilung die »harte«, naturwissenschaftliche und krankheitsorientierte Herangehensweise der Medizin darstellt (vgl. *Watson; Ray* 1988).

Pflege und Heilung, Pflege und Medizin können – nach dieser Auffassung – nicht miteinander in Einklang gebracht werden, da sie auf unterschiedlichen wissenschaftsphilosophischen Theorien fußen. Pflege verlangt nach einem existenziellen Zugang, während die Medizin auf einem naturwissenschaftlichen Wissenschaftsparadigma basiert.

Die Polarisierung zwischen Pflege und Medizin wird vollends auf die Spitze getrieben, wenn man argumentiert, dass die pflegerische Fürsorge durch die Medizin bedroht wird. Der Pflege wird es nur dann gelingen, ihre eigene spezifische Identität zu entwickeln, wenn sie Abstand von medizinischen Denkmustern nimmt.

Dieses Bild von der Beziehung zwischen Medizin und Pflege ist unserer Meinung nach undifferenziert und in einem gewissen Sinn sogar eine Karikatur. Die Identität der Medizin darf nicht auf technisches Fachwissen reduziert oder in dessen Abhängigkeit gestellt werden. Eine Polarisierung ist sowohl für die weitere Entwicklung der Medizin als auch für ein ausgewogenes Wachsen der Pflege, vor allem aber für die Zusammenarbeit zwischen den beiden Berufsgruppen zerstörerisch. Das Errichten einer symbolischen Mauer zwischen Pflege und Medizin ist künstlich und eine gewaltsame Verzerrung der Realität. Beide Berufsgruppen haben schließlich eine Anzahl von Aufgaben in der Gesundheitsfürsorge, die sie zu ihrer gemeinsamen Verantwortung zählen können. Wir denken dabei zum Beispiel an Aufgaben im Bereich der Gesundheitsförderung und -erziehung sowie in der palliativen Betreuung.

Von Behandlung und Heilung kann in solchen Situationen kaum die Rede sein. Im Bereich der palliativen Betreuung müssen sich Ärzte und Pflegekräfte im Wesentlichen auf eine fachgerechte Pflege konzentrieren, ohne dabei die medizinischen Bestandteile der Pflege (zum Beispiel Schmerzlinderung) zu vernachlässigen. Vor allem in Bereichen, in denen Pflegekräfte und Ärzte gemeinsam Verantwortung tragen, wird deutlich, wie unhaltbar die Dichotomie zwischen Pflege und medizinischer Intervention eigentlich ist (vgl. *Baumann* et al. 1998).

Aber nicht nur in den oben genannten Grenzgebieten, sondern auch in anderen klinischen Situationen macht Pflege einen wichtigen Bestandteil der medizinischen Praxis aus (vgl. *Reich* 1995; *Baumann* et al. 1998; *Kottow* 2001). Wir denken zum Beispiel an Situationen, in denen der Patient agressiven Eingriffen unterzogen wird und in denen daher der Lebensqualität viel Aufmerksamkeit zu schenken ist. Die belgische Professorin für Pflegewissenschaften, *Mieke Grypdonck* (1994), nennt als Beispiel Kinder, die zur Leukämiebehandlung einer Knochenmarktransplantation unterzogen werden. »*Die medizinische Behandlung ist schwierig. Der große Schwerpunkt liegt auf dem Durchführen und Überwachen der Therapie, auf der Beobachtung der Wirkung und ihren Folgen, dem Vorbeugen von Komplikationen.*

Aber gleichzeitig muß ungeheuer viel Aufmerksamkeit darauf gerichtet werden, diese Situation für die Kinder und ihre Eltern erträglich zu machen und die Folgen der Bedrohung aufzuarbeiten, die diese Situation für Kinder und Eltern mit sich bringt. Besonders viel Aufmerksamkeit muss auch dem Auffangen von Gefühlen gewidmet werden.«

Dieses Beispiel verdeutlicht, dass ein Arzt kein Techniker ist, der seine Kenntnisse und sein Wissen einfach so auf Anfrage und gegen Bezahlung anbietet. Heilung und Pflege sind als zwei gleichwertige Dimensionen der klinischen Praxis aufzufassen. Ärzte haben unbestreitbar ihre Hauptaufgabe im »Behandlungs- und Heilungsprozess«, aber auch eine wichtige Aufgabe in der Pflege. Für Pflegekräfte steht die »Pflegefunktion« im Vordergrund, aber ihre Rolle in der medizinischen Behandlung ist ebenso bedeutsam.

Der Arzt ist genau wie die Pflegekraft ein Sich-Sorgender, der mit den Pflegebedürftigen in einer Beziehung des beiderseitigen Vertrauens steht. Beide sind auf die Umsetzung eines mit ethischen Konnotationen behafteten Ziels hin ausgerichtet, nämlich auf die Förderung des Wohlbefindens (vgl. *Sulmacy* 1993; *Kottow* 2001). Mit dieser allgemeinen Stellungnahme berühren wir die ethische Identitätsbestimmung der Medizin und der Pflege als Tätigkeiten im Bereich des Sich-Sorgens. Wir werden dies im folgenden Abschnitt weiter ausführen.

7.3.2 Ideale und tatsächliche Identität von Medizin und Pflege

Die Problematik der Beziehung zwischen Pflegen und Heilen berührt die Identität der Pflege und der Medizin. Was die Identitätssuche angeht, so können laut dem niederländischen Pflegewissenschaftler und Ethiker *Arie van der Arend* (1983) zweierlei Wege beschritten werden: jener der idealen Identität einerseits und der der tatsächlichen Identität andererseits. Wenn wir uns der Identitätsfrage in Bezug auf Pflege und Medizin von der Frage her nähern, welche Werte und Normen in der Berufsausübung konkretisiert werden sollten (ideale Identität), dann fällt die große Ähnlichkeit zwischen den beiden Berufsgruppen sofort auf. Pflegekräfte und Ärzte lassen sich in ihrer täglichen Praxis durch nahezu die gleichen Werte und Normen inspirieren. Die Gesellschaft erwartet sowohl von der pflegenden als auch von der medizinischen Berufsgruppe, dass sie durch den Einsatz ihrer spezifischen Möglichkeiten zur Förderung des menschlichen Wohls beiträgt. Von Mitarbeitern im Gesundheitswesen wird erwartet, dass sie vor allem über die körperliche Pflege und über die Genesung hinaus die Menschenwürde so weit wie möglich unterstützen.

Die Identität einer Berufsgruppe wird allerdings nicht allein durch ideelle Motive bestimmt. Auch die tatsächliche Position, in der Berufspraktiker sich befinden, ist von großem Belang für die Entwicklung ihrer Identität. Im Gegensatz zur ideellen Ebene können wir auf der Ebene des tatsächlichen Funktionierens den großen Unterschied zwischen der Stellung des Arztes und der der Pflegekraft nicht leugnen. Die pflegerische Identität wird laut *van der Arend* (1983) *»vor allem aus der Rolle, die Pflegende im medizinischen Ablauf spielen, abgeleitet. Die pflegerische Identität leitet sich von der Stellung des Arztes ab. Das wohlbekannte und noch immer benutzte Konzept des »Verlängerten Arms« ist hierfür ein deutliches Beispiel.«* Innerhalb der Pflege ist häufig die Rede von routinemäßiger Kenntnis, zumeist abgeleitet und angewandt auf Geheiß der Medizin. Der Spielraum für autonome berufliche Entscheidungen ist eher begrenzt.

Die untergeordnete Stellung, die Pflegekräfte gegenüber dem Arzt einnehmen, und das hartnäckige Weiterbestehen dieser Unterordnung in der täglichen Meinungsbildung für den Bereich der Gesundheitssorge, hat unserer Meinung nach unter anderem damit zu tun, dass Pflegefunktionen im Gegensatz zu den Behandlungsfunktionen

noch immer mit dem täglichen Leben assoziiert werden. Hieraus wird häufig geschlossen, dass die Krankenpflege nicht über einen eigenen Wissensbereich verfügt. Das Bild der Pflegekraft, das viele vor Augen haben, basiert auf der »traditionellen Krankenschwester«, die im Dienst des Arztes eine Reihe von Versorgungsaufgaben ausführt (vgl. *Gastmans* 2000; *Salvage* 1995; *Sweet; Norman* 1995). Dieses Bild ist nur schwer mit der heutigen Tendenz in der Pflege, durch wissenschaftliche Untersuchungen eine eigene Wissensbasis aufzubauen, in Einklang zu bringen. Pflegekräfte müssen das karikaturenhafte Bild der »Mutter Krankenschwester« radikal entkräften. Sie werden dann auch genau definieren müssen, worin sich ihre Kenntnisse und Kompetenzen von denen des täglichen Lebens unterscheiden.

7.3.3 Care und Cure als gleichwertige Dimensionen in der Gesundheitssorge

Was ihre Haltung zur Medizin angeht, so sollten die Pflegekräfte einen differenzierten Standpunkt einnehmen. Mit Blick auf eine gerechte und wahrheitsgetreue Identität sollte sich die pflegerische Berufsgruppe zunächst und vor allem von allen Faktoren distanzieren, die einer sklavischen Abhängigkeit von der Medizin zuarbeiten. Pflege darf keinesfalls von der technischen Behandlung abhängig gemacht werden. Im Gegenteil, an Stelle einer Auffassung, die Pflege und Heilung als gegensätzlich darstellt, vertreten wir die Meinung, dass Pflege und Heilung gleichwertige Dimensionen in der Gesundheitssorge sind (vgl. *Grypdonck* 1994; *Baumann* et al. 1998; *Kottow* 2001). Dies bedeutet auch, dass die Pflege sich nicht gegen die medizinische Theorieentwicklung und Praxis wehren darf. Die Dichotomie zwischen der subjektorientierten Pflege und der objektorientierten Behandlung und Heilung basiert auf undifferenzierten Vorstellungen von Medizin und

Pflege. Es ist für Pflegekräfte nichts Bedrohliches, zu erkennen, dass sie viel von Ärzten zu lernen haben. Aber umgekehrt gilt dasselbe: Ärzte sollten die Befunde von Pflegekräften ernst nehmen und sie in den Prozess der klinischen Entscheidungsfindung integrieren. (vgl. *Nash* 1995; *Davies* 2000) Der »Behandlungsprozess« und der »Pflegeprozess« beeinflussen einander sehr stark und sind so deutlich voneinander abhängig, dass sie nicht getrennt von einander betrachtet werden dürfen. Der Care-Prozess trägt in hohem Maße zur Wiederherstellung der gestörten körperlichen und seelischen Funktionen bei. Nur auf der Basis von Zusammenarbeit und gegenseitiger Anerkennung von spezifischen Fachkenntnissen können Pflegekräfte und Ärzte zu einer wesentlichen Verbesserung des Wohlbefindens des Patienten beitragen.

Anstelle einer negativen Identitätsbestimmung, die auf einem Sich-Wehren gegen ein karikaturenhaftes Bild der Medizin beruht, bedarf die Pflege einer positiven Identitätsbestimmung. Die wirkliche Aufgabe der Pflege besteht unserer Auffassung nach dann auch darin, deutlich zu beschreiben, auf welche spezifischen Kenntnis- und Praxisbereiche sie Anspruch erhebt. Das schließt zum Beispiel mit ein, dass die Pflegewissenschaft das Phänomen Pflege als Grundlage ihres Berufsbildes auch wissenschaftlich weiter vertieft (vgl. *May; Fleming* 1997). Die Entwicklung von Pflegetheorien und -modellen, aber vor allem das Aufzeigen ihrer Relevanz für die pflegerische Theorieentwicklung und Praxis kann dazu einen wichtigen Beitrag liefern.

7.3.4 Pflegekräfte als Pflegesachverständige

Vor diesem skizzierten Hintergrund wird deutlich, dass die Pflege sich momentan an einem Scheideweg in ihrem Berufsbildungsprozess befindet. Auf der einen Seite kann sie sich dafür entscheiden, sich im Schatten des vertrauten medizinischen Bereichs zu

wärmen. Vielleicht werden die daraus abgeleiteten technisch-instrumentellen Tätigkeiten einen relativ hohen Status genießen, besser bezahlt werden und auch mehr Männer für die Pflege interessieren. Die Kehrseite der Medaille ist allerdings, dass die Pflege nur über eine »*von der Medizin abgeleitete*« oder »*medizinalisierte*« Identität verfügen würde (vgl. *Baumann* 1998). Auf der anderen Seite besteht die Möglichkeit, die Pflege durch die Entwicklung von Pflegetheorien zu legitimieren, ohne auf die Interpretationsrahmen anderer Berufe angewiesen zu sein. Vielleicht stehen wir noch am Anfang einer möglichen Entwicklung in diese Richtung (vgl. *Lea; Watson* 1996). Im Folgenden formulieren wir einige allgemeine Orientierungen für eine derartige Pflegeforschung.

7.3.4.1 Keine Theorie ohne Praxis

Theorieentwicklung für die Pflege sollte am besten mit einem deutlichen Engagement in der Pflegepraxis selbst einhergehen. Der Pflegetheoretiker läuft Gefahr, eine unverantwortliche Reduktion des Pflegeprozesses zu unternehmen, wenn er versucht, seine Beobachtungen der pflegerischen Praxis in einen ausschließlich wissenschaftlichen Rahmen zu stellen. Eine in der Pflegepraxis verwurzelte theoretische Überlegung hat unserer Meinung nach die größte Chance, etwas vom Wert der Pflege zu enthüllen. Nichts kann die erlebte Erfahrung als Quelle der Erkenntnis ersetzen. Es ist die Aufgabe von Pflegewissenschaftlern, durch das Formulieren von Theorien und Konzepten so weit wie möglich den vielseitigen, in der unmittelbaren und oft unreflektierten Pflegeerfahrung verankerten Reichtum in Worte zu fassen. Wir denken in diesem Zusammenhang an eine pflegewissenschaftliche Studie über den Mahlzeitablauf bei Patienten mit Schluckproblemen (*Gastmans* 2002a) oder über die hygienische Pflege bei unwilligen, agressiven Patienten (*Gastmans* 2002b). Es ist erstaunlich, dass es so wenig

Literaturdaten über die Möglichkeiten gibt, die menschliche Qualität der Pflege bei Mahlzeiten und in der hygienischen Pflege in Pflegeeinrichtungen zu erhöhen. Dies sind immerhin wichtige Pflegebereiche, in denen Pflegende sich vollständig als Pflegefachkräfte entwickeln können, d. h. als Pflegende, die in der Lage sind, ihren fachlichen Zugang (Kenntnisse und Fertigkeiten) mit einem authentischen menschlichen Bezug für das Wohl der Patienten zu kombinieren.

7.3.4.2 Die patientenorientierte Verantwortung der Pflege

Die pflegewissenschaftliche Forschung in der Pflege muss unseres Erachtens nach nicht in erster Linie auf das Erlangen der »Wahrheit an sich«, sondern vielmehr auf die Ermöglichung der Verbesserung der Pflegepraxis gerichtet sein. Das Ausrichten der Pflegekunde auf die konkrete Praxis, genauer gesagt auf das Wohl der mit ihr beschäftigten Personen, bringt es mit sich, dass es sich dabei nicht um eine neutrale, technische Angelegenheit, die in Effizienzbegrifflichkeiten ausgewertet werden kann, handelt. Pflege manifestiert sich vor allem in einem besonderen Kontext, genauer in der Beziehung zwischen Pflegendem und Patient. Die Erhöhung des Status der Pflegekräfte muss unseres Erachtens nach dann auch durch eine optimale professionelle Pflegeversorgung der Patienten ermöglicht werden, mit anderen Worten: dadurch, dass man sich am Krankenbett als Pflegefachkraft profiliert. Diese Profilierung kann durch eine hervorragend wahrgenommene pflegerische Verantwortung im Hinblick auf das Erfüllen der Bedürfnisse und Interessen der Patienten stattfinden. Konkrete Beispiele für die patientenorientierte Verantwortung von Pflegekräften sind nach *van der Arend* & *Gastmans* (1996):

1. das Eingehen einer zwischenmenschlichen Beziehung und das Schaffen von Vertrauen, auf dessen Basis Information und Beratung in Bezug auf Entscheidungen im Heilungsprozess möglich werden; die Selbstpflege und vollständige Unabhängigkeit der Patienten (u. a. die Entlassungsvorbereitungen bei Langzeitpatienten)

2. die systematische Kenntnis über die Situation, die Bedürfnisse und Wünsche des Patienten im Hinblick auf seine Pflege und eventuell auf das Einrichten seines Aufenthaltes außerhalb der gewohnten sozialen Bindungen (u. a. die Diskussion der Pflegeziele mit einem depressiven Patienten)

3. Information zur Schaffung einer Situation, in der Patient sich so viel wie möglich gemäß seinen eigenen Auffassungen und Überzeugungen verhalten kann, so wie z. B. im Hinblick auf seine Lebenseinstellung und -gewohnheiten wie auch im Hinblick auf sein Erleben von Gesundheit, Krankheit, Leiden und Sterben (u. a. das Auffangen einer Patientin, die gerade erfahren hat, dass sie an AIDS erkrankt ist)

4. Information und Beratung über eine pflegetechnische Maßnahme sowie deren Durchführung nach den Maßstäben, die innerhalb des Berufes gelten und die mit den verbliebenen Fähigkeiten in Einklang stehen (u. a. Unterstützung von Patienten mit Schluckstörungen während einer Mahlzeit)

5. Berichterstattung über Aspekte aus den Punkten 1 bis 4, die für eine angemessene Hilfeleistung durch andere Praktiker von Belang sind (u. a. Beratung mit dem Arzt über eine schwierige Familiensituation eines Patienten, der nicht mehr gegen seine Krankheit ankämpfen will und Sterbehilfe verlangt)

Zusammenfassend können wir feststellen, dass der Pflege in unserer Vorstellung eine zentrale Stelle in der Beschreibung der pflegerischen Berufsausübung zukommt. Pflege kann in diesem Zusammenhang auch nicht als eine Einheit aus neutralen, technisch durchführbaren Pflegehandlungen verstanden werden. Als Folge der Orientierung der Pflege auf die Verwirklichung menschlicher Ziele (namentlich der Förderung des Wohlbefindens des Patienten) wird der Mythos der Neutralität der Pflege radikal entkräftet (vgl. *Gastmans* et al. 1998). Pflegekräfte üben eine moralische Praxis aus. Sie suchen in konkreten Situationen nach geeigneten Mitteln, um das Beste für den Patienten so weit wie möglich umzusetzen. In jeder Pflegesituation sollten Pflegekräfte eine persönliche Wahl treffen und Entscheidungen auf der Basis des Guten, das sich die Pflegepraxis zum Ziel gesetzt hat, fällen. Diese ethische Praxis erfährt ihre Konkretisierung durch eine persönliche Beziehung zwischen der Pflegefachkraft und dem Patienten. Es handelt sich dabei um eine Beziehung, in der sich der Patient in seiner Verletzbarkeit an die Pflegekraft wendet und sie auffordert, für ihn zu sorgen. Die Pflegekraft überlegt dann, wie sie in ihrer Person und durch ihren pflegerischen Umgang mit dem Patienten eine Antwort für den Patienten sein kann. Zweifellos ist für diese Ausführung eines patientenorientierten Pflegeauftrags eine große Dosis an Kenntnis und technischem Fachwissen vonnöten. Mindestens ebenso wichtig ist das Erwerben und Entwickeln einer Anzahl nicht-technischer (moralischer) Haltungen. All diese Tätigkeiten und Haltungen sind darauf gerichtet, die Pflegebeziehung zwischen dem Patienten und der Pflegekraft aufzubauen, ein Klima zu schaffen, in dem der feste Wille zu einem fürsorgerischen Umgang Gestalt annehmen kann. Die Pflegekraft leitet ihre spezifische Identität nicht allein aus dem durch sie erfüllten Aufgabenpaket ab, sondern auch aus der Art und Weise, in der sie sich als Person im Pflegeprozess engagiert. Mit dem Bild des »sorgsam Pflegenden«, das auf technischem Fachwissen und menschlicher Gewogenheit basiert, versuchen wir, die einseitigen Profile der »guten Pflegekraft« als »tugendreicher Person« oder als »kompetenten Professional« in einer globaleren Perspektive zusammenzuführen, die

die Aspekte der fachmännischen Pflege und Menschlichkeit zueinander in Beziehung setzt.

7.3.5 Patientenorientierter Pflegeauftrag versus Organisations- und Verwaltungsauftrag

Im Lichte unserer Suche nach einer eigenen pflegerischen Identität auf der Basis eines Pflegefachwissens, das mit einer pflegenden Anteilnahme einhergeht, bedauern wir die durch *van der Arend* (1992) signalisierte Tendenz – vor allem in den Vereinigten Staaten, aber auch in westeuropäischen Ländern – »*hin zu einem Abstoßen pflegerischer Fürsorgeaufgaben an minder qualifiziertes Personal. Das Ergebnis davon ist, dass Pflegefachkräfte vor allem koordinierende und andere organisatorische und verwaltungstechnische Aufgaben erfüllen und immer weniger am Krankenbett zu finden sind.*« Ebenso bedauernswert ist die Feststellung, dass das Abstoßen spezifischer Pflegeaufgaben (wie zum Beispiel hygienische Pflege und Hilfe beim Essen) seitens der Pflegefachkräfte nicht selten durch ein einseitiges Streben nach mehr Prestige, Einkommen und Macht, also externen Werten, motiviert ist. Auf diese Weise droht sich eine Kluft aufzutun zwischen dem patientenorientierten Pflegeauftrag der Pflegefachkraft einerseits, der vielleicht sehr wohl eine Erfahrung von Sinn und Lebenserfüllung (internen Werten) transportiert, aber weniger materiellen Wohlstand mit sich bringt, und organisatorischen Aufgaben andererseits, an denen viel Prestige, Einkommen und Macht (externe Werte) hängen, die den Berufspraktiker aber für diejenigen internen Werte blind machen, die mit der Arbeit in der Gesundheitsfürsorge verbunden sind. Es besteht durchaus eine Gefahr, dass die pflegerische Arbeit durchweg und ausschließlich nach bürokratischen Marktgrundsätzen organisiert und beherrscht wird und sich auf das Erwerben von Werten, die der fachgerechten Pflege fremd sind, richtet. Die pflegerische Berufspraxis droht ernstlich unter dieser Entwicklung zu leiden, zumal sie von ihrer spezifischen identitätstiftenden Zielsetzung, dem Verabreichen einer guten Pflege an den hilfebedürftigen Mitmenschen, abweicht. Unserer Meinung nach wird beim Nachdenken über Pflege in den kommenden Jahren eine wichtige Frage die nach der Verortung jener Werte sein, die mit der Fürsorge verbunden sind.

7.3.6 Pflegerische Berufsorganisationen und Berufskodex

In Bezug auf die oben aufgezeigte Option, die pflegerische Identität in der sorgfältigen Praxisausübung am Patienten zu verankern, muss auch auf die Aufgaben, die pflegerische Berufsorganisationen in diesem Zusammenhang wahrnehmen können, hingewiesen werden. Die pflegerischen Berufsgruppen haben – mittels ihrer Berufsorganisationen – den Auftrag, gemeinsam mit den Behörden eine aktive Politik zur Unterstützung der Meinungsbildung über den Beruf umzusetzen. Ein positives Berufsbild ist eine notwendige Voraussetzung, um junge Menschen dazu zu veranlassen, sich für einen pflegerischen Beruf zu entscheiden. Gute Pflege kann nur verwirklicht werden, wenn es in jeder Generation genug Pflegefachkräfte gibt, die dieses Ideal in ihrem Lebenswerk verkörpern, die die Ausbildung der Studierenden und die Verteidigung gegen persönliche und gesellschaftliche Kräfte, die dieses untergraben, übernehmen. Genau wie alle anderen Berufe hat die Pflege einen ständigen Bedarf an Lehrmeistern, Vorbildern und Personen, die ihr Streben nach mehr Sorgfalt auf vorbildliche Art und Weise verkörpern. Im Hinblick auf die Notwendigkeit der Anwerbung geeigneter junger Menschen für den Pflegeberuf darf von der pflegerischen Berufsgruppe erwartet werden, dass sie durch das Aufrechterhalten einer lebendigen Erinnerung an vorbildliche Pflegekräfte zu einer positiven Imagebildung der Pflege beiträgt (vgl. *May; Fleming* 1997). Sie sollte auch danach trachten, dass das Suchen und Ausformulieren einer pflegerischen Identität mit fortwährender Aufmerksamkeit rechnen kann und dass die vorläufigen Resultate dieser Spurensuche sowohl innerhalb der Berufsgruppe als auch nach außen hin bekannt gemacht werden und in breiten Kreisen kommentiert werden. Nur durch die Konfrontation mit Bildern, Geschichten und Vorbildern guter Pflege, die die inhaltliche Ausgestaltung der pflegerischen Identität darstellen, können Pflegefachkräfte dazu veranlasst werden, ihre eigene Pflegepraxis im Lichte dieser Beispiele guter Pflege zu evaluieren und, wo nötig, zu berichtigen. Die individuelle oder kollektive Evaluation der eigenen Pflegepraxis vor dem Hintergrund bestimmter Beispiele guter Pflege ist ein idealer Ausgangspunkt, um einen minimalen Konsens darüber, was das Eigene, das Spezifische der pflegerischen Berufsausübung ausmacht, herzustellen.

Das Aufstellen eines Berufskodexes kann ein geeignetes Mittel sein, um die Identitätsproblematik der Pflege in weiten Kreisen anzusprechen. Voraussetzung hierfür ist laut *Verstraeten* (1994) aber, dass das Erarbeiten eines Berufskodexes nicht allein dem *image-building* dient, sondern mit einer ernsthaften Debatte einhergeht, bei der man ein Nachdenken über die Werte, die der pflegerischen Berufspraxis zu Grunde liegen, initiieren möchte. In diesem Fall kann ein Berufskodex als die Versprachlichung berufseigener Werte- und Sinnrahmen betrachtet werden. Ein Berufskodex erfüllt dann nicht so sehr eine kontrollierende oder sanktionierende, sondern eher eine inspirierende und orientierende Funktion in Bezug auf die Entfaltung der Pflege als »Wert-vollen« Beruf (vgl. *van der Arend; Gastmans* 1996; *Fowler* 1993).

7.4 Pflegeeinrichtung: Von der betriebsmäßigen Organisation zum pädagogisch-moralischen Milieu

Bislang haben wir uns auf den gesellschaftlichen und interprofessionellen Kontext, innerhalb dessen Pflegekräfte ihrem Pflegeauftrag nachkommen, konzentiert. Dieser verengte Fokus lässt die Diskussion eigentlich unrealistisch werden. Denn die Pflegekraft ist meistens in ein institutionelles und hierarchisch aufgebautes Arbeitsfeld, d. h. die Pflegeeinrichtung, eingebunden. Laut *Anckaert* (2000) trägt der konkrete institutionelle Kontext, in dem man als Pflegekraft lebt und arbeitet, mit dazu bei, zu welcher Art von Pflegekraft man sich entwickelt. *Anckaert* merkt an: »*Die Weise, in der die Pflegeeinrichtung geleitet wird, die Struktur der Einrichtung, die konkrete Organisation der Pflege, der Spielraum, der das Formen von zwischenmenschlichen Beziehungen im Rahmen der Pflege ermöglicht oder verhindert, die konkrete Einrichtungskultur, die Beziehungsmuster zwischen Leitungskräften, Ärzten und Pflegekräften, die Verantwortungszuweisung an Pflegekräfte, die Option der patientenorientierten Pflege, das Begreifen des Patienten als Partner im Pflegeprozess, und so weiter. All diese Aspekte haben einen wichtigen Einfluss auf die Grundeinstellungen des Pflegenden. Das konkrekte Funktionieren der Einrichtung ist der Nährboden für die Weise, in der die Pflegekraft ihre Identität als solche erwirbt. Insofern muss der Einfluss des konkreten Funktionierens der Pflegeeinrichtung auf den Pflegenden sehr ernst genommen werden.*«
Die Aufmerksamkeit für institutionelle Einflüsse in der Ethik wird seit einigen Jahren im Rahmen der so genannten »*organizational ethics*« ausführlich untersucht (vgl. *Spencer* et al. 2000; *Hall* 2000). Organisationsethik könnte man als die kritische und systematische Reflexion über die Werte, die organisatorischen und verwaltungstechnischen Entscheidungen zu Grunde liegen und die einen direkten Einfluss auf den Ver-

lauf und die Qualität der Pflege haben, bezeichnen (vgl. *Potter* 1999). Wir könnten sagen, dass wir es bei der organisatorisch-verwaltungstechnischen Komponente im Pflegeprozess zunehmend mit einer »Dritten« Partei zu tun haben, die mittels direkter oder indirekter Beeinflussung eine steuernde Rolle im Pflegedialog einnimmt. Kennzeichnend ist, dass diese Partei außerhalb der Helfer-Patienten-Beziehung Initiativen ergreift, die die Umstände und Rahmenbedingungen, in denen sich die Pflegepraxis abspielt, bestimmen. Im Folgenden sprechen wir über die Beziehung zwischen der institutionellen und verwaltungstechnischen Verankerung der Pflege einerseits und ihrer ethischen Qualität andererseits.

7.4.1 Pflegekräfte als Arbeitnehmer und Helfer

Pflegekräfte werden auf der Ebene der Einrichtung vor allem auf ihre Verantwortung, die sie als Arbeitnehmer haben, angesprochen. Jede Pflegekraft sollte als Mitglied einer Einrichtung loyal an den Zielsetzungen der Einrichtung mitarbeiten. In der Praxis läuft es laut *van der Arend* (1992) oft allerdings darauf hinaus, dass die Pflegekraft der modernen Betriebskultur von Krankenhäusern, in der Effektivität, Effizienz und Kostenersparnis immer stärker in den Vordergrund rücken, einverleibt wird. Eine »effektive« Pflege verlangt an erster Stelle nach einer hohen professionellen Kompetenz, um die Probleme zu identifizieren, die Pflege für sie zu planen, umzusetzen, auszuwerten und anzupassen. Eine »effiziente« Pflege verweist auf die Notwendigkeit, die benötigte Pflege mit begrenzten Haushaltsmitteln zu verwirklichen. Dies macht eine gründliche Auswertung der gesamten Pflegeumgebung nötig, inklusive ihres ökonomischen Rahmens (vgl. *Dierckx de Casterlé* 1997). Die Politik der »effektiven« und »effizienten« Pflege muss gleichwohl in einer Situation umgesetzt werden, in der das

Wohlbefinden des Patienten obenan steht und in der Pflegekräfte von den Patienten vor allem auf Grund ihrer menschlichen und beruflichen Eigenschaften und nicht auf Grund ihrer Stellung als Arbeitnehmer angesprochen werden. Genauso wichtig wie Kompetenzen und ökonomisches Bewusstsein ist das Streben von Pflegekräften, ihre berufliche Erfahrung, ihre Kenntnisse und Fertigkeiten auch tatsächlich einzusetzen, um den betreffenden Patienten »gut zu pflegen«, d. h. eine Pflege zu leisten, die eine effektive Antwort auf Fragen, Bedürfnisse und Probleme des Patienten bietet (vgl. *Dierckx de Casterlé* 1997).

Da Pflegekräfte als Arbeitnehmer und Pflegende mit beiden Aspekten, d. h. sowohl mit den institutionellen als auch dem patientenorientierten Aspekt der Organisation zu tun haben, können sie sich in einem Konflikt zwischen ihren Verantwortlichkeiten wiederfinden. So können zum Beispiel unregelmäßige Arbeitszeiten, Personalmangel, ermüdende Arbeit und Wochenenddienste großen Druck auf sie ausüben. Dies kann zu Problemen in den für die Patientenfürsorge so notwendigen Zusammenarbeitsbeziehungen führen. Probleme in der Zusammenarbeit und ein abbröckelnder Teamgeist können bei Pflegekräften zu einem »*chronischen Gefühl der Unzulänglichkeit*« als Mensch und als Fachkraft im Hinblick auf die Patienten führen. (*van der Arend; Gastmans* 1996) An diesem einfachen Beispiel mag deutlich werden, wie der institutionelle Kontext, in dem man als Pflegekraft arbeitet, die Bereitschaft zu sorgfältigem Handeln ernsthaft beinträchtigen und in manchen Fällen sogar nahezu verunmöglichen kann. *Dierckx de Casterlé* (1997) plädiert daher für ein stimulierendes Arbeitsklima, »*in dem Pflegekräfte effektiv die Chance erhalten, sich als Person und Berufspraktiker kontinuierlich zu entfalten. Pflegekräfte brauchen eine ,professionelle‹ Umgebung, in der sie Spielraum erhalten und selbst stimuliert werden, um die nötige Kompetenz und Erfahrung zu erwerben, um effektiv zum interdisziplinären Pflegeprozess beitragen zu können. Es ist von fundamentaler Wichtigkeit, dass Pflegekräfte sich ihrer Macht und Kraft sowohl als individuelle Pflegende als auch als Berufsgruppe bewußt werden und diese auch kreativ zum Vorteil der Patienten nutzen.*«

In diesem Zusammenhang ist es für die Einrichtung wichtig, für günstige Arbeitsumstände zu sorgen. Dies beinhaltet unter anderem eine ehrliche Arbeitsteilung zwischen den Mitgliedern einer Organistion, die Förderung der Zusammenarbeit zwischen den Berufsgruppen, das Schaffen eines offenen Gesprächsklimas und von Beratungsmöglichkeiten, die Entwicklung von durchschaubaren Evaluationsprozssen (u. a. Feedback), die Garantie arbeitsunterstützender Planung und Chancen zur Aus- und Weiterbildung, eine effektive Personalführung und strukturierte Karriereplanung sowie das Schaffen einer guten Organisationskultur. Pflegekräfte müssen erfahren, dass sie ernst genommen werden, dass ihre Probleme gehört werden, dass ihre Arbeit von der Organisation hinreichend anerkannt und unterstützt wird, dass sie sich in einer positiven Arbeitsumgebung befinden und eine Zukunftsperspektive haben (vgl. *van der Arend; Gastmans* 1996).

Neben einer positiven Arbeitsumgebung, in der ständig darauf geachtet wird, dass die diversen Verantwortlichkeiten der Pflegekräfte auch umgesetzt werden können, ist allerdings noch ein Weiteres nötig, damit die Pflegeeinrichtung von einer betriebsmäßigen Organisation zu einer moralischen Gemeinschaft heranwachsen kann: Es handelt sich dabei um ein pädagogisches Milieu, in dem die Pflegekräfte sich in der Ausübung von Einstellungen und Qualitäten, die für das Zustandekommen guter Pflege wesentlich sind, weiterbilden können. Wir plädieren in diesem Zusammenhang für ein stimulierendes Management, d. h. eine Führung, der es gelingt, eine ethische Kultur durch institutionelle Unterstützung im ständigen Dialog mit dem Personal und anderen betroffenen Parteien umzusetzen. Im Folgenden werden wir einige Empfehlungen zur Unterstützung eines derartigen Wertbewussten und mitarbeiterfreundlichen Führungsstils benennen.

7.4.1.1 Wertebewusste Mitarbeiterführung

Die Pflegedirektorin der Universitätskrankenhäuser in Löwen, *Lagae* und ihr Mitarbeiter *Verschueren*, weisen darauf hin, dass das Management zunächst das globale Ziel, das Leitbild der Organisation verdeutlichen muss, um eine qualitativ hohe fachgerechte Pflege zu garantieren (vgl. *Lagae; Verschueren* 2000). Dies kann ihnen zufolge anhand einer Auftragserklärung (»*mission statement*«) geschehen, die das globale Ziel von einem bestimmten Wertstandpunkt aus benennt. Auf diese Weise wird den Mitarbeitern deutlich, welche Werte die Träger als zentral ansehen und als Leitfaden zur Unterstützung in Entscheidungsfindungsprozessen in der Pflege anbieten. Als Beispiel werden im Folgenden einige Auszüge des *mission statements* der Pflegeabteilung der Universitätskrankenhäuser Löwen wiedergegeben:

»*Pflegefachkräfte bieten eine integrierte Pflege an, wobei sie der Prävention, Diagnose, Behandlung, Genesung und Schmerzlinderung besondere Beachtung schenken. (…)*

Sowohl die Organisation als auch die Pflegekräfte selbst verpflichten sich zu permanenter Weiterbildung, wobei neben der Entwicklung instrumentell-technischer Fertigkeiten und Erkenntnisse auch die Tragfähigkeit und das Fachwissen im Bereich der Beziehungsgestaltung berücksichtigt wird. Hiermit wird eine Professionalisierung und Entwicklung des Verantwortungsbewusstseins und der Motivation bezweckt. (…)

Pflegekräfte sind sich der ethischen Konsequenzen ihres pflegerischen Handelns bewusst und diskutieren solche Angelegenheiten in einem angemessenen Forum. (…)

Im Rahmen der christlichen Ethik respektiert jede Pflegekraft die Lebensauffassung und Wertigkeit eines jeden Individuums unabhängig von Kultur oder Weltanschauung.«

Ein *mission statement* innerhalb der Pflegeeinrichtung und insbesondere in der Pflegeabteilung soll die Pflegekräfte in ihrem ethischen Auftrag effektiv unterstützen, vorausgesetzt der Inhalt stimmt mit dem in der Pflegeeinrichtung gelebten »*mission statement*« überein und es gewinnt somit auch innerhalb der Hierarchie der Pflegeeinrichtung an Austrahlungskraft. So wird auf das effektive Handhaben des *mission statements* als Führer, Leitfaden oder Prüfstein in der Organisation vom höchsten Managementniveau bis hin zur pflegerischen Praxis verwiesen. Ein *mission statement* kann laut *Lagae* und *Verschueren* daher am besten in einer Wechselwirkung zwischen den Praktikern und dem Management entstehen. Das Miteinbeziehen von Pflegepraktikern kann die Integration erleichtern und ist eine bessere Garantie dafür, dass das *mission statement* mit der Praxisausübung an der Basis übereinstimmt.

Der Wertedialog muss unserer Meinung nach so schnell wie möglich in Gang gesetzt werden, wenn möglich sogar bei der Rekrutierung neuer Mitarbeiter. Es ist sehr wichtig, dass die Personalverantwortlichen unzweideutig die Zielsetzungen der Pflegeeinrichtung zu erkennen geben. Die Pflegekraft wird sich um so besser in die Gruppe integrieren können, wenn ihr die Arbeitsweise und die Ideale der Einrichtung von Beginn an bewusst sind. Die Kommunikation über den Werterahmen der Einrichtung verdeutlicht die spezifische Identität und fördert die Identifizierung der Pflegekraft mit der Pflegeeinrichtung. In diesem Zusammenhang tut man unserer Meinung nach auch gut daran, neben der Evaluation der technischen und intellektuellen Kompetenz des Bewerbers auch seinen zwischenmenschlichen Fertigkeiten (u. a. zuhören können, differenziertes Sprechen über Situationen) und den Werten, die für ihn wichtig sind, ausreichend Aufmerksamkeit zu widmen. In einem offenen Gespräch über eine Reihe von ethischen Problemsituationen in der Gesundheitspflege können das

Management und der Bewerber einander über ihre Werte informieren. Nur wenn das Management und die Mitarbeiter voneinander wissen, welche Werte sie wichtig finden, kann von der Offenheit, die die Grundlage für weitere Gespräche über wertebesetzte Auffassungen und Überzeugungen sowohl in Bezug auf die technischen, zwischenmenschlichen als auch auf die spezifischen ethischen Komponenten der Gesundheitspflege darstellt, die Rede sein.

Das ausdrückliche Thematisieren ethischer Fragen während des Bewerbungsgesprächs kann ein erster Schritt sein, um ethisch motivierte und autonom denkende Pflegekräfte aufzuspüren. Damit sind Pflegekräfte gemeint, die ihre Routine verlassen, ihre eigene Arbeit kritisch und kreativ betrachten und ihre fachlichen Kenntnisse wissenschaftlich untermauern können. Die heutige Knappheit an motivierten und autonom denkenden Pflegekräften unterstreicht die Wichtigkeit, dieses kleine Kapital so gut wie möglich aufzuspüren und dann so strategisch wie möglich in der Organisation zu positionieren. Diese »starken Figuren« müssen allerdings in Funktionen platziert werden, in denen sie ihre Qualitäten maximal anwenden können. Weiterhin müssen diese Menschen so positioniert werden, dass sie durch ihre Ausstrahlung als »Mitzieher« die ethische Praxis beinflussen können (vgl. *Dierckx de Casterlé* 1997).

7.4.1.2 Ethische Diskussion

Nicht nur bei der Bewerbung, sondern auch nach Dienstantritt muss ein ständiger ethischer Dialog sowohl zwischen den Mitarbeitern untereinander als auch zwischen Führungskräften und Mitarbeitern geführt werden. Eine hohe Priorität gilt dem Willen der Pflegeverwaltung, der ethischen Debatte innerhalb der Organisation eine Form zu geben. Dadurch, dass auf Direktionsebene ausdrücklich Raum für die ethische Debatte geschaffen wird, kann die Glaubwürdigkeit dieser Prioritätensetzung nur erhöht werden. Eine Kommission für Medizinethik kann, so sie mit einem tiefschürfenden ethischen Besinnungsprozess, an dem viele Mitarbeiter teilnehmen, einhergeht, ein geeignetes Beratungsorgan darstellen, um den ethischen Dialog innerhalb der Einrichtung lebendig zu halten und zu stimulieren. In Belgien ist die Vertretung von Pflegekräften in Kommissionen für Medizinethik durch Königlichen Erlass festgelegt (KB 1994). Die Kommission für Medizinethik muss mindestens ein Mitglied der Pflegeabteilung aufnehmen.

Pflegekräfte sind in vielerlei Hinsicht und in vielerlei Rollen von ethischen Fragen in der Gesundheitsfürsorge betroffen. So stellen Patienten ethisch bedeutsame Fragen oder Pflegekräfte assistieren bei der Durchführung wissenschaftlicher Untersuchungen, aber erfüllen ebenso viele Aufgaben im Rahmen der Verwaltung und der Tätigkeiten anderer Disziplinen, insbesondere der Medizin. Der Glaube der Pflegedienstleitung an den Wert und die Wichtigkeit des pflegefachlichen Beitrags in der interdisziplinären ethischen Debatte wird das Vertrauen von Pflegekräften in ihren ethischen Auftrag »außerhalb des Krankenzimmers« erhöhen (vgl. *Lagae*; *Verschueren* 2000).

Wir wollen drei zusätzliche Gründe anführen, die eine Vertretung von Pflegefachkräften in der ethischen Debatte allgemein und insbesondere in der Kommission für Medizinethik rechtfertigen (vgl. *van der Arend*; *Gastmans* 1996). Zunächst können Pflegekräfte wegen ihrer besonderen Position unserer Meinung nach in der Gesundheitsfürsorge einen eigenen Beitrag zum ethischen Klima in einer Pflegeeinrichtung leisten. Oft kennen sie die wirkliche Situation, in der der Patient sich befindet, besser als andere und sprechen auch die Sprache des Patienten besser. In der Weiterführung dessen, was schon früher über das Spezifische des Pflegeauftrages gesagt wurde, sollten wir die Rolle von Pflegefachkräften in einer Kommission für medizinische Ethik dann auch mit der *»Klärung von Fakten und*

Auffassungen über Patientenfürsorge und Förderung der Kommunikation« umschreiben. Pflegekräfte informieren Patienten und deren Familien über die zu treffenden Entscheidungen, übersetzen Informationen von Ärzten für Patienten und begleiten Patienten in ihren Entscheidungen. Pflegekräfte sind im Team der Hilfeleistenden oftmals jene, die alle Menschen, die von einem bestimmten Problem betroffen sind, kennen. Sie können die Kommission für medizinische Ethik über die unterschiedlichen und oftmals auseinander laufenden Aspekte, die den Blick auf eine Situation eventuell trüben und die eigentliche Problemstellung verhüllen, informieren.

Zum Zweiten scheint die Anwesenheit einer Pflegefachkraft in einer Kommission für Medizinethik notwendig, um die Praktikabilität einer Behandlungsprozedur oder einer Untersuchung für Patienten und Pflegekräfte, auch im Hinblick auf den Aspekt der Menschenwürde, auszuloten. Dieses Argument betrifft vor allem die Teilnahme von Pflegefachkräften an den Ethikkommissionen zur Überprüfung von Forschungsprojekten *(Research Ethics Committees)*. Die Durchführung von Versuchen im Rahmen der Arzneimittelforschung bedeutet für die Pflegekräfte zumeist eine erhöhte Arbeitsbelastung. Bei der Auswertung von Protokollen für Arzneimittelforschung muss dann auch überprüft werden, ob die Durchführung eines Versuches nicht einen zu hohen Arbeitsdruck auf die Pflegekräfte zur Folge hat. Darüber hinaus muss aufgepasst werden, ob die Durchführung des Versuches nicht einer fachgerechten Pflege im Wege steht. Dieses Beratungsrecht der Pflegekräfte betrifft keine prinzipielle Stellungnahme für oder wider eine Behandlung oder einen Versuch, beschreibt aber sehr wohl die Voraussetzungen, unter denen er durchgeführt werden kann. Hinzu kommt noch, dass es möglich sein muss, Pflegekräfte auch über ihr eigenes Handeln zu befragen. Dazu müssen sie in einer Kommission für Medizinethik zumindest anwesend sein.

Drittens haben Pflegekräfte angesichts ihrer Position und der Art des Inhalts der ethischen Probleme, mit denen sie konfrontiert werden, die Lösung dieser Probleme zumeist nicht in der eigenen Hand. Neben dem Patienten sind sie stark von der Beratung mit anderen abhängig, vor allem von Ärzten. Die Art und Weise, in der sich die Probleme darstellen, wird durch die abhängige und ambivalente Stellung der Pflegekräfte in der Gesundheitssorge nachdrücklich beeinflusst. Ethische Probleme treten in einer Atmosphäre von (Ohn)Macht, emotionaler Betroffenheit, Gleichgültigkeit, Effizienz und Kosteneffektivität, Arbeitsdruck, (In)Kompetenz, Profilierungsdrang etc. auf. Durch diese institutionelle, professionelle und beziehungsmäßige Verankerung sind diese ethischen Probleme auch der Position der Pflegekräfte eigen und verlangen nach einer gesonderten Betrachtung. Die Diskussion der moralischen Position der Pflegekräfte gibt allen Betroffenen die Möglichkeit, Gefühle und Meinungen zu verdeutlichen. Wo dies nicht geschieht, scheint oberflächlich alles ruhig zu sein, aber unterhalb der Oberfläche führen einander entgegengesetzte Auffassungen häufig ihr eigenes Leben. Das Fehlen eines Kanals für Diskussionen, in denen Pflegekräfte ihre ethischen Fragen stellen können, führt im Laufe der Zeit zu Spannungen und Konflikten auf der Arbeitsebene. In einer Kultur, in der Gewissensprobleme nicht versteckt werden, sondern an die Oberfläche kommen können, gibt es mehr Authentizität und dadurch auch mehr Raum für Diskussionen, was wiederum zur Effektivität des Pflegeprozesses beiträgt (vgl. *Lagae; Verschueren* 2000). Der Ausschluss von Pflegefachkräften aus Kommissionen für Medizinethik ist somit auch ein rational nicht zu verteidigender Standpunkt.

7.4.1.3 Managementethik

Neben der Entwicklung einer stimulierenden und werteorientierten Mitarbeiterführung und dem Aufbau einer ethischen Diskussionsstruktur müssen Leitungsverantwortliche in der Pflege ständig Entscheidungen treffen und Prioritäten für die Verwendung der spärlichen Mittel und die Arbeitsorganisation bestimmen. Bei der Festlegung dieser Prioritäten trifft die Leitung bewusst oder unbewusst Werturteile. Die getroffenen Entscheidungen basieren nie ausschließlich auf nackten wirtschaftlichen Fakten. Es ist daher unserer Meinung nach auch von allerhöchster Wichtigkeit, dass alle, die die Pflegeleitung bestimmen, eine kohärente Managementethik entwickeln, damit sie ethisch begründete Entscheidungen treffen können – zum Beispiel in Fragen der Kommerzialisierung und des Wettbewerbs in der Gesundheitsfürsorge, des zunehmenden Arbeitsstresses, der Arbeitsmarktprobleme sowie der Pflegeorganisation.

Lagae und *Verschueren* (2000) illustrieren Letzteres an einem Beispiel aus der Pflegeorganisation. Schon seit vielen Jahren besteht in Belgien und den Niederlanden die Tendenz, Pflegekräften die Gesamtverantwortung für die komplette Pflege einer Anzahl von Patienten zu übertragen, statt sie mit einer bestimmten Aufgabe zu belasten (vgl. *Koene* et al. 1980). So ist es einfacher, eine wirkliche Beziehung mit dem Patienten einzugehen, wodurch auch die ethischen Aspekte stärker in den Vordergrund rücken können sowie eine bedarfsorientierte Organisation möglich wird. In diesem Patientenzuweisungsmodell sind, je nach Patiententyp und Fähigkeiten der Pflegekraft, allerlei Varianten zu unterscheiden, von der Verantwortung für Patienten innerhalb einer Schicht über die Verantwortung für Patienten während einer ganzen Arbeitsperiode bis hin zur Verantwortung während der gesamten Verweildauer des Patienten.

Unter dem Einfluss des stetig zunehmenden Drucks, Kosten in der Gesundheitsfürsorge zu sparen, drohen laut *Lagae* und *Verschueren* derartige Patientenzuweisungsmodelle durch Organisationsmodelle, die primär auf die Effizienz der Pflege gerichtet sind, ersetzt zu werden.

Die ausdrückliche Entscheidung der Pflegeleitung, in dem derzeitigen sozialökonomischen Kontext die Pflege so zu organisieren, dass die persönliche Beziehung zwischen Patient und Pflegekraft eine zentrale Stelle einnimmt, stellt eine der wichtigsten Voraussetzungen für eine ethische Pflegepraxis dar. Auf diese Weise wird nicht allein die Vision der Pflegeleitung transparent gemacht, sondern auch für einen organisatorischen Kontext gesorgt, der die Umsetzung dieser pflegerischen Vision ermöglicht.

Das Streben nach einer derartigen ethisch motivierten Pflegeleitung verlangt von Führungskräften, dass sie sowohl den Pflegekräften an der Basis als auch den Patienten genau zuhören. Nur im Dialog mit der Basis kann die Leitung sich davon vergewissern, ob die Dienstleistungen der Pflegeinsitution den rechtmäßigen Pflegeanforderungen genügen. Hinter diesem organisatorischen Gedanken versteckt sich eine ethische Frage: Stehen die Werte und Haltungen, die sich im täglichen Ablauf der Pflegeeinrichtung manifestieren, in Einklang mit der Forderung nach guter Pflege? Der kreative Umgang mit dieser Fragestellung ist unserer Meinung nach eine ethische Herausforderung für jede Führungskraft im Pflegesektor.

Zusammenfassung

Pflegerisches Handeln nimmt in einem komplizierten Netzwerk von Beziehungen Gestalt an. Die Zielsetzungen und Arbeitsweisen der verschiedenen betroffenen Parteien im Pflegeprozess fügen sich nicht immer reibungslos aneinander. Jeder Helfende hat einen bestimmten Platz in der Organisation inne, was eine Zusammenarbeit nicht immer einfach macht. In diesem Kapitel haben wir gezeigt, dass die Pflege in einem Netzwerk von Patienten, Kollegen, Ärzten, Führungskräften und der Gesellschaft stark verankert ist. Wir können sogar behaupten, dass Pflegekräfte eine Scharnierfunktion beim Auffangen und Durchspielen von Problemsituationen innerhalb der Einrichtung bekleiden. Nicht selten handelt es sich um mit Wertvorstellungen geladene Konfliktsituationen. Probleme können sich dabei auf die Politik der Behandlung eines Patienten oder einer Patientengruppe, auf Konflikte zwischen Teammitgliedern (einschließlich der Ärzte) in Fragen der ethischen Positionierung, aber auch auf die Position der Einrichtung in Fragen ethischer Werte beziehen. Vor allem dann sind Initiativen von Pflegefachkräften nötig, wenn Hindernisse vorhanden sind, die dazu führen, dass die Pflege auf einem Niveau landet, bei dem von menschenwürdiger Pflege keine Rede mehr sein kann.

Die Entwicklung und die Teilnahme an institutionalisierten Kanälen der ethischen Diskussion bietet den Angehörigen von pflegerischen Berufen unseres Erachtens eine gute Gelegenheit zur Beinflussung der Gesundheitspolitik auf Meso- und Makroebene. Damit können sie versuchen, ihre kollektive Verantwortung für eine gute Pflege, die Ausgangspunkt ihrer Funktion in Gesellschaft und Gesundheitsfürsorge ist, zu verwirklichen. Wir hoffen, in diesem Kapitel hinreichend verdeutlicht zu haben, wie die Verankerung der pflegerischen Identität im Pflegeprozess nicht nur zum Erkennen und zur Aufwertung der Spezifität der Pflegepraxis, sondern auch zur Förderung ihrer Menschenwürde und auch zur Entwicklung und Wertschätzung einer speziellen pflegewissenschaftlichen Perspektive beiträgt.

Literatur

Anckaert, L.: Aude sapere. Onderwijskundig perspectief. In: Gastmans, C. and Dierckx de Casterlé, B. (eds.): Verpleegkundige excellentie. Verpleegkunde tussen praktijk en ethiek. Elsevier gezondheidszorg, Maarssen 2000: 193–204.

Baumann, A.; Deber, R.; Silverman, B.; Mallette, C.: Who cares? Who cures? The ongoing debate in the provision of health care. In: Journal of Advanced Nursing 28: 1040–1045, 1998.

Colliere, M.-F.: Invisible care and invisible women as health care providers. In: International Journal of Nursing Studies 23: 95–112, 1986.

Davies, C.: Getting health professionals to work together. In: British Medical Journal 320: 1020–1021, 2000.

Dierkx de Casterle, B.: Ethische dimensie van zorg. In: Acta hospitalia 37 (4): 5–18, 1997.

Fisher, B.; Tronto, J.: Toward a feminist theory of caring. In: Abel, E.K.; Nelson, M.K. (eds.): Circles of care. State University of New York Press, Albany, 35–62, 1990.

Fowler, Fowler, M.: Professional associations, ethics and society. In: Oncology Nursing Forum 10: 13–19, 1993.

Gastmans, C.: Ouderenzorg. Een ode aan het alledaagse. Maaltijdzorg als ethische casus. In: Gastmans, C.; Dierickx, K. (ed.): Ethiek van de gezondheidszorg. Davidsfonds, Leuven 2002a (in press).

Gastmans, C.: Hygiënische zorg bij ouderen. Een ethische interpretatie. In: Milisen, K.; De Maesschalck, L. (ed.): Klinische zorgaspecten in gerontologische verpleegkunde. Een stand van zaken. Elsevier Gezondheidszorg, Maarssen 2002b (in press).

Gastmans, C.: De goede verpleegkundige in beeld. Een historisch overzicht. In: Gastmans, C.; Dierckx de Casterlé, B. (eds.): Verpleegkundige excellentie. Verpleegkunde tussen praktijk en ethiek. Elsevier Gezondheidszorg, Maarssen, 17–33, 2000.

Gastmans, C.; Dierckx de Casterle, B.; Schotmans, P.: Nursing considered as moral practice. A philosophical-ethical interpretation of nursing. In: Kennedy Institute of Ethics Journal 8: 43–69, 1998.

Grypdonck, M.: Een beter evenwicht tussen care en cure in de gezondheidszorg. In: Psychiatrie en verpleging 70 (2): 59–67, 1994.

Hall, R.: An introduction to healthcare organizational ethics. Oxford University Press, Oxford 2000.

Hallet, J.; Hermesse, J.; Sauer, D. (eds.): Solidariteit, gezondheid, ethiek. Garant, Leuven 1994.

Koninklijk Besluit betreffende de ethische comités van 12 augustus 1994.

Koene, G.; Grypdonck, M.; Rodenbach, M.T.: Integrerende verpleegkunde. Wetenschap in praktijk. De tijdstroom, Lochem 1980.

Komter, A.: Lof der zorgzaamheid. Carol Gilligan en de ›Ethic of Care‹. In: Psychologie en maatschappij 47: 116–130, 1989.

Kottow, M.: Between caring and curing. In: Nursing Philosophy 2: 53–61, 2001.

Lagae, R.; Verschueren, M.: Zorg als prioriteit. Beleidsperspectief. In: Gastmans, C.; Dierckx de Casterle, B. (eds.): Verpleegkundige excellentie. Verpleegkunde tussen praktijk en ethiek. Elsevier gezondheidszorg, Maarssen, 159–169, 2000.

Lea, A.; Watson, R.: Caring research and concepts. A selected review of the literature. In: Journal of Clinical Nursing 5: 71–77, 1996.

Manschot, H.: Is zorg een produkt of een relatie? Kritische kanttekeningen bij de economisering van de gezondheidszorg. In: Pijnenburg, M. (ed.): Zakelijke zorg. Zorgelijke zaak? Economisering van de gezondheidszorg. Katholieke Vereniging van Zorginstellingen, 's-Hertogenbosch, 36–43, 1994.

Manschot, H.: Kwetsbare autonomie. Over afhankelijkheid en onafhankelijkheid in de ethiek van de zorg. In: Manschot, H. and Verkerk, M. (eds.): Ethiek van de zorg. Een discussie. Boom, Amsterdam, 97–118, 1994.

May, C.; Fleming, C.: The professional imagination. Narrative and the symbolic boundaries between medicine and nursing. In: Journal of Advanced Nursing 25: 1094–1100, 1997.

Nash, P.: Doctors and nurses once more. An alternative to May. In: Journal of Medical Ethics 21: 82–83, 1995.

Peacock, J.; Nolan, P.: Care under threat in the modern world. In: Journal of Advanced Nursing 32: 1066–1070, 2000.

Potter, R.: On our way to integrated bioethics. Clinical, organizational, communal. In: Journal of Clinical Ethics 10: 171–177, 1999.

Radsma, J.: Caring and nursing. A dilemma. In: Journal of Advanced Nursing 20: 444–449, 1994.

Reich, W.T.: Historical dimensions of an ethic of care in health care. In: Reich, W.T. (ed.): Encyclopedia of Bioethics. 2° Ed. Simon & Schuster MacMillan, New York, 331–336, 1995.

Salvage, J.: What's happening to nursing? The traditional division of labour between nurses and doctors is changing. In: British Medical Journal 311: 274–275, 1995.

Spencer, E.; Mills, A.; Rorty, M.; Werhane, P.: Organizational ethics in health care. Oxford University Press, Oxford 2000.

Sulmacy, D.P.: What is so special about medicine? In: Theoretical Medicine 14: 27–42, 1993.

Sweet, S.; Norman, I.: The nurse-doctor relationship. A selective literature review. Journal of Advanced Nursing 22: 165–170, 1995.

Van der Arend, A.: Beroepscodes. Morele kanttekeningen bij een professionaliseringsaspect van de verpleging. Intro, Nijkerk 1992.

Van der Arend, A.: Verpleegkundige identiteit en verpleegkundige beroepsuitoefening. In: Tijdschrift voor ziekenverpleging 36: 524–529, 1983.

Van der Arend, A.; Gastmans, C.: Ethik für Pflegende. Verlag Hans Huber, Bern 1996.

Van Houten, D.; Van Lieshout, P.: De institutionalisering van zorg. In: Manschot, H.; Verkerk, M. (eds.): Ethiek van de zorg. Een discussie. Boom, Amsterdam, 11–37, 1994.

Verstraeten, J.: Ethiek en beleid in de social profit sector. In: Hospitalia 38 (1): 3–7, 1994.

Watson, J.; Ray, M. (eds.): The ethics of care and the ethics of cure. Synthesis in chronicity. National League for Nursing, New York 1988.

Werkman, L.: Zorg en emancipatie. Een schijnbare tegenstelling. In: Manschot, H.; Verkerk, M. (eds.): Ethiek van de zorg. Een discussie. Boom, Amsterdam, 38–52, 1994.

Lebensläufe

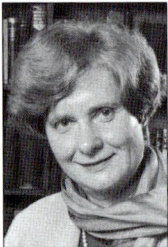

Marianne Arndt (Sr. M. Benedicta), geboren 1946 in Hannover. Krankenpflegeausbildung in den sechziger Jahren in Großbritannien. Arbeit als Krankenschwester in Großbritannien, Deutschland und afrikanischen Ländern in verschiedenen Bereichen der praktischen Krankenpflege. Ausbildung zur Lehrerin für Pflegeberufe in Heidelberg. Studium der Pastoraltheologie und Religionpädagogik in Paderborn. Berufsfachliche Leiterin des kath. Fortbildungsinstitutes für Pflegeberufe in Freiburg bis 1990, dann Studium der Pflegewissenschaft im Department of Nursing Studies der Universität Edinburgh, Schottland. Promotion zum Thema »Moralische Entscheidungsfindung in pflegerischen Konfliktsituationen«. Studium der Moralphilosophie in St. Andrews (Schottland). Bis 1997 Universitätsdozentin des Institutes für Medizin-/ Pflegepädagogik und Pflegewissenschaft der Humboldt Universität in Berlin. 1996 Habilitation an der Medizinischen Fakultät der Humboldt Universität zu Berlin im Bereich Pflegewissenschaft. Von 1997 bis 2001 Universitätsdozentin für Pflegewissenschaft am Department of Nursing and Midwifery der Universität Stirling, Western Campus, Schottland auf den Äußeren Hebriden. Gleichzeitig Gastprofessur für Ethik und Pflegewissenschaft an der Universität Witten Herdecke.

Seit 2002 lebt Marianne Arndt als Sr. M. Benedicta im Cistercienserinnenkloster St. Marien zu Helfta in Sachsen Anhalt bei Halle.

Ausgewählte Veröffentlichungen:

Pflege als Kunst und Wissenschaft. In: Humanistische Pflege in Theorie und Praxis. (Eds. Bauer, R. and Jehl, R.) F. K. Schattauer Verlagsgesellschaft, Stuttgart, New York 2000.

Pflege, Moral und Beziehungen. In: 50 Tage intensiv: 105–139. Edited by: Helga Strätling-Tölle, Frankfurt, Mabuse 2000.

Autonomie, Privatsphäre und informierte Zustimmung: Ein BIOMED II-Forschungsprojekt mit Patienten und Pflegepersonen in fünf europäischen Ländern. In: Pflegezeitschrift, 55(1) Pflegedokumentation – Pflegewissenschaft, 2002.

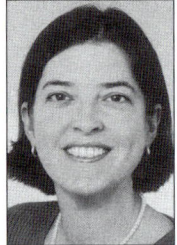

Nicola Bauer, geboren 1962 in Barbados. Ausbildung zur Hebamme im Krankenhaus Berlin-Neukölln. Berufserfahrungen im klinischen sowie außerklinischen Bereich. Neun Jahre im Geburtshaus in Berlin-Charlottenburg als Hebamme und Geschäftsführerin tätig. Mitwirkung an der Entwicklung von Qualitätsstandards für die außerklinische Geburtshilfe in Deutschland und bei der Vernetzung der außerklinischen Einrichtungen deutschland- und europaweit. 1997 bis 2001 Pflege/Pflegemanagement-Studium an der Evangelischen Fachhochschule Berlin, Dipl. Pflegewirtin (FH). Thema der Diplomarbeit: »Gesellschaftliche und ethische Aspekte der pränatalen Diagnostik – Konsequenzen für die Beratung im Kontext der vorgeburtlichen Untersuchungen«. Momentan als Projektleitung im Rahmen einer Weiterbildungsmaßnahme für leitende Hebammen sowie als freie Dozentin tätig.

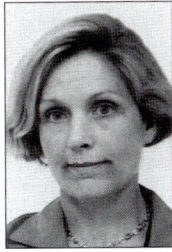 **Olivia Dibelius,** geboren 1955 in Baden (Schweiz). Krankenpflegeausbildung von 1977 bis 1980 an der Schwesternschule der Universität in Heidelberg; von 1980 bis 1985 Studium der Psychologie in Montpellier und Toulouse (Frankreich) mit dem Schwerpunkt klinische und interkulturelle Psychologie. Parallel dazu Tätigkeit als Krankenschwester im Bereich der Psychiatrie. Von 1987 bis 1991 wissenschaftliche Mitarbeiterin am Institut für Gerontologie in Heidelberg. Promotion zum Thema »Verwitwung bei Frauen im höheren Alter: Eine Längsschnittuntersuchung«. Danach fünf Jahre Leiterin der Altenpflegeschule Hephata in Treysa. Seit 1997 Professorin für Pflegewissenschaft im Studiengang Pflegemanagement an der Evangelischen Fachhochschule Berlin; Lehre und Forschung in Pflegewissenschaft, Gerontologie und Ethik. Seit 2002 Leitung des Studiengangs Pflegemanagement.

Ausgewählte Veröffentlichungen:

Dibelius; Ptak, H.; Uzarewicz, C. (Hrsg): Pflegemanagement aktuell. Beiträge aus der praxisorientierten Forschung, Frankfurt, Mabuse 2000.

Ethik im Pflegemanagement: Orientierung an Werten und Normen. In: Der Krankenhausmanager: Eiff, W.v. u. a. (Hrsg.), Springer, Heidelberg: 1–22, 2000.

Pflegemanagement im Spannungsfeld zwischen Ethik und Ökonomie: Eine qualitative Untersuchung in der stationären und teilstationären Altenpflege. In: Pflege. Die wissenschaftliche Zeitschrift für Pflegeberufe, Heft 6, 14. Jahrgang: 407–413, 2001.

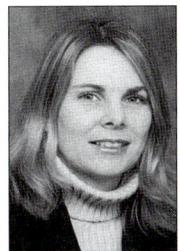 **Dawn Dowding (geborene Lamond),** Studium der Krankenpflege und der Psychologie am St. Bartholomew's College of Nursing and Midwifery, St. Bartholomew's Hospital, London. 1990 Abschluss des BSc in City University London; 1991 Registered General Nurse (RGN). Praktische Krankenpflege im Intensivpflegebereich und in der Notfallaufnahme (1991–1992). Von 1992 bis 1997 Research Fellow an dem European Institute of Health and Medical Science an der Universität Surrey. 1998 Promotion zum Thema »Entscheidungsfindungsprozesse in der Pflege« an der Universität Surrey. 1997 bis 2000 Universitätsdozentin, Department of Nursing and Midwifery, Universität Stirling, Schottland. Seit 2000 Programmleiterin der Initiative Pflegeforschung für Schottland (Universität Stirling). Forschungsschwerpunkte: Entscheidungsfindung in der Pflege- und Hebammenpraxis, Qualitätssicherung und die Entwicklung und Nutzung von Hilfsinstrumenten zur Entscheidungsfindung in der Pflege, Unterstützung von Patienten durch Pflegende bei gesundheitsrelevanten Entscheidungen.

Ausgewählte Veröffentlichungen:

Thompson, C.; Dowding, D.: Clinical Decision Making and Judgement in Nursing. Churchill Livingstone, London 2000.

Thompson, C.; Dowding, D.: Responding to uncertainty in nursing practice. International Journal of Nursing Studies, 38: 609–615, 2001.

Dowding, D.: Examining the effects that manipulating information given in the change of shift report has on nurses' care planning ability. Journal of Advanced Nursing: 836–846, 2001.

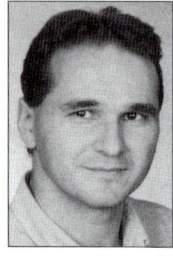

Siegfried Fauser, geboren 1966 in Gomaringen (Kreis Tübingen). Von 1988 bis 1991 Ausbildung zum Krankenpfleger am Universitätsklinikum Tübingen. Seitdem überwiegend auf Intensivstationen in Tübingen und Berlin tätig. Von 1997 bis 2001 Studium Pflege/Pflegemanagement an der Evangelischen Fachhochschule Berlin, Dipl. Pflegewirt (FH). Die Diplomarbeit befasste sich mit Patienten- und Mitarbeiterzufriedenheit und deren Bezug zum Pflegemanagement. Seit 2000 Tätigkeit im Bereich Beratung/Reorganisation für die pro nursing group Berlin.

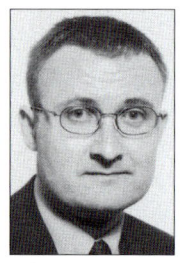

Chris Gastmans, geboren 1966. 1995 Doktorat im Bereich der Theologie an der Katholischen Universität Löwen (K.U. Löwen) in Belgien zum Thema »Eine kritische Studie der historischen, philosophischen, anthropologischen und moraltheologischen Grundrisse einer pflegewissenschaftlichen Ethik«. Assistant Professor in Health Care Ethics am Zentrum für Biomedizinische Ethik und Recht an der medizinischen Fakultät der K.U. Löwen; Ethikberater des Verbandes der Pflegeeinrichtungen (Caritas Flandern) in Brüssel. Als Leiter an internationalen Forschungsprojekten in der Pflegeethik beteiligt. Schwerpunkte: Pflegewissenschaftliche Ethik, Fürsorgeethik und Managementethik in der Gesundheitspflege.

Ausgewählte Veröffentlichungen:

Ethisch zorg verlenen. 1993, dritte Auflage 1998, in der deutschen Übersetzung als »Ethik für Pflegende« 1996.
Verpleegkundige excellentie: verpleegkunde tussen praktijk en ethiek« (»Pflegerische Ex-

cellenz: Pflege zwischen Praxis und Ethik«). Zahlreiche Aufsätze in internationalen und nationalen Zeitschriften wurden veröffentlicht (u. a. im Kennedy Institute of Ethics Journal, Journal of Advanced Nursing, Nursing Ethics, HEC Forum), 2000.

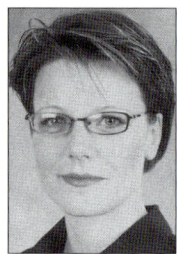

Stefanie Kämper, geboren 1968 in Reiste. Dipl. Pflegewirtin (FH), Pflegefachweiterbildung Onkologie, Kinderkrankenschwester, Arzthelferin. Studienarbeitsschwerpunkte: Hospizbewegung im Handlungsfeld des nationalen und internationalen Gesundheitswesens; Sterbebegleitung; Berücksichtigung der psychologischen Betreuung in der Pädiatrischen Onkologie. Thema der Diplomarbeit: »Sterben als Teil des Lebens – humane Sterbebegleitung als gesellschaftliche Herausforderung« (2001). Berufliche Tätigkeiten: Freie Dozentin, Koordinatorin in der Hospizinitiative Gemeinschaftshospiz Christophorus, Koordinatorin am Evangelischen Verband für Altenarbeit und Pflegerische Dienste (EVAP), Berlin.

Marie-Béatrice Omer-Decugis, geboren 1949 in Paris (Frankreich); von 1969 bis 1970 Medizinstudium; Krankenpflegeausbildung von 1970 bis 1972 beim Roten Kreuz; 1994 bis 1996 Studium des Finanzwesens und des Managements mit Magister-Abschluss (Maîtrise de Sciences et Techniques) an der Université Paris Nord (Bobigny). Seit 1996 Direktorin des Seniorenheims Mapadex Les Lilas; u. a. verantwortlich für die Ausbildung der Pflegekräfte; Veröffentlichung von Zeitschriftenartikel in Revue de l'Infirmière, Tempo Médical, Profession Infirmière, Infirmière Magasine, Décision Santé; Herausgabe von Büchern: Chimiothérapie – Editions Lamarr; Fichier Technique de l'IDE à domicile – Editions Lamarre.

Annette Röhrbein, geboren 1964 in Berlin. Ausbildung zur Krankenschwester im Dominikus-Krankenhaus Berlin-Hermsdorf. Weiterbildung zur Krankenschwester für leitende Funktionen in Einrichtungen des Gesundheits- und Sozialwesens im Deutschen Herzzentrum Berlin. Schwerpunkt der beruflichen Tätigkeit in der prä- und postoperativen Pflege der Kardio-Chirurgie. 1997 bis 2001 Studium zur Dipl. Pflegewirtin (FH) an der Evangelischen Fachhochschule Berlin. In der Diplomarbeit wird versucht, die Entwicklung des Rassismus in Europa bis zur Euthanasie im Dritten Reich darzustellen. Derzeit als Pflegedienstleitung und stellvertretende Heimleitung in einer Seniorenresidenz in Berlin tätig.

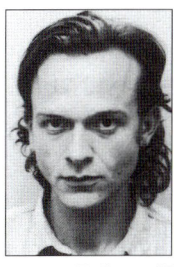

Erik Schwarz, geboren 1967 in Marne. Ausbildung zum Krankenpfleger im Altonaer Krankenhaus in Hamburg. Seitdem überwiegend im ambulanten Pflegebereich in Hamburg und Berlin tätig. 1997 bis 2001 Pflege/Pflegemanagement-Studium an der Evangelischen Fachhochschule Berlin, Dipl. Pflegewirt (FH). Die Diplomarbeit befasst sich mit integrativer Wirtschaftsethik und versucht eine Übertragung auf das Pflegemanagement.

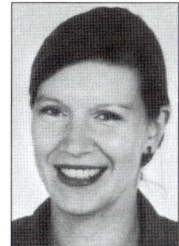

Daniela Sulmann, geboren 1970 in Meppen. Krankenschwester, beruflicher Schwerpunkt in der Nephrologie. Vier Jahre Mitglied im Ethischen Arbeitskreis im St. Joseph Krankenhaus Berlin Tempelhof. Studium zur Diplom Pflegewirtin (FH) an der Evangelischen Fachhochschule Berlin. Thema der Diplomarbeit: »Unternehmenskultur im Krankenhaus – eine Herausforderung für Führungskräfte in der Pflege«. Derzeit angestellt als Qualitätsbeauftragte im St. Joseph Krankenhaus in Berlin Tempelhof und freiberufliche Tätigkeit als Dozentin und Projektbegleitung.

Glossar

Autonomie
persönliche Selbstbestimmung, die Möglichkeit und die Fähigkeit, sein Leben nach eigener Einsicht zu gestalten, zu ordnen und zu lenken.

Care
Sorge, Fürsorge, Pflege, Verantwortung, Mitgefühl, Anteilnahme, Zuwendung

Care-Philosophie
Die Fürsorgephilosophie hat ihren Ursprung in der feministischen Philosophie und ist eine wichtige Richtung in der amerikanischen Pflegewissenschaft

Clinical governance
bezeichnet alle Maßnahmen im Bereich des klinischen Management, die es ermöglichen, beste Pflegeleistungen zu erbringen und weiterhin die Qualität von Dienstleistungen zu verbessern und hohe Pflegestandards beizubehalten. Begutachtung und Beurteilung von einzelnen Pflegehandlungen einzelner Mitarbeiterinnen in Abgleichung mit gesetzlichen Vorgaben, Richtlinien und Standards – darauf aufbauend Verfeinerung und Neudefinition von Standards. Umfasst auch pflegediagnostische Ansätze wie »evidence based practice«.

Communitarismus
sozialethischer Ansatz auf der Basis gemeinschaftsfördernder Strukturen, Vermittlung von Sinn und Werten aus einer Gegenbewegung zu globalem, universalistischem Welt- und Moralverständnis

Compliance
Kooperationsbereitschaft des Patienten gegenüber seinen professionellen Helferinnen

Deontologie
auf Pflicht und Recht bezogene Ansätze ethischer Argumentation (Gesinnungsethik)

deduktiv
aus theoretisch übergeordnetem Verständnis abgeleitet (Gegensatz: induktiv)

Dilemma
unlösbarer Werte-Konflikt

Diskursive Kommunikationskultur
Die Diskursethik geht auf Jürgen Habermas zurück und hat als ein wichtiges Kernelement den »herrschaftsfreien Diskurs« zum Gegenstand. Darunter wird eine gleichberechtige Kommunikation aller Beteiligten verstanden.

Entscheidung
Werturteil im Hinblick auf die Auswahl einer Handlungsmöglichkeit aus verschiedenen Möglichkeiten

Entscheidungsanalyse
Nachvollziehen von Entscheidungsprozessen mit Instrumenten normativer Zugänge (mathematischer Kalkulation) – Abprüfen aller zur Verfügung stehenden Optionen, unter Einbeziehung der jeweiligen Konsequenzen (Entscheidungsbaum)

Entscheidungsfindung
Bewerten von Alternativen/Wahl zwischen Alternativen

Ethik
wissenschaftliche Betrachtung moralischer oder sittlicher Fragen

Evidence based practice
medizinisches/pflegerisches Handeln auf dem Hintergrund nachweisbarer Forschungsergebnisse

Expertentum
die Fähigkeit, das Wesentliche einer Situation als Ganzes zu erfassen und sich auf die wichtigen oder ungewöhnlichen Aspekte dieser Situation zu konzentrieren

Explizite Rationierung
Gesundheitlich notwendige oder zweck-mäßige Leistungen werden ausdrücklich be-grenzt oder ausgeschlossen

Fälschlich angenommene Repräsentativität
Das Fällen von Urteilen auf dem Hinter-grund ähnlicher, zuvor erlebter Situationen. Es ist wahrscheinlich, dass hierbei die empi-rische Wirklichkeit verkannt wird.

Freiheit
die Möglichkeit, nach eigenem Urteilsver-mögen zu entscheiden und zu handeln – Vo-raussetzung zu moralischem Handeln

Gewissen
vom Menschen persönlich erlebte und er-fahrene Urteilsinstanz gegenüber morali-schem Verhalten

Haftbarkeit
Übernahme von persönlicher und professio-neller Verantwortung für eine begründete Entscheidung – im Zusammenhang mit Rechenschaftspflicht zu verstehen

Heurismen
Gedankliche Erkenntnisse – Verstehenspro-zesse und -muster, die Entscheidungen unbe-wusst beeinflussen – kürzen und vereinfachen komplexe Denkvorgänge, tragen bei zur falschen Wahrnehmung der Wirklichkeit.

Hindsight bias
(Voreingenommenheit) Wenn Entschei-dungen reflektiert werden, nachdem die Konsequenz bereits eingetreten ist, wächst die Wahrscheinlichkeit, dass Informationen, die mit dem vorher angenommenen Ergeb-nis inkonsistent sind, ignoriert werden.

Implizite Rationierung
Neuverteilung knapper Mittel durch struk-turelle Veränderungen in Institutionen, die nicht offen als Rationierung benannt oder auch erkannt werden.

informed consent
Einwilligung oder Zustimmung auf dem Hintergrund eines ausreichend und verstan-denen Informationsangebotes

Integrative Wirtschaftsethik
Geht auf die Vertreterinnen der St. Galler Schule zurück. Demnach soll die so ge-nannte »Zwei-Welten«-Teilung von Ethik und Ökonomie überwunden werden.

Intuition
nicht durch Erfahrung oder verstandes-mäßige Überlegung gewonnene Einsicht

Kodex
Zusammenfassung von moralischen Wer-ten, Maßstäben und Handlungsforderun-gen bezüglich eines bestimmten Berufes oder einer bestimmten Gegebenheit

Konsens
gemeinsam mit mehreren Beteiligten erar-beitete Zustimmung

Moral
Handlungsaspekt der Sittlichkeit

Labour Regierung
Sozialdemokratische Regierung in Großbri-tannien

Marketisierung
im Gesundheitswesen: Abkehr vom Prinzip des Sozialstaates hin zur Konzeption der Gesundheitssorge als konkurrenzfähiger ökonomischer Faktor im Wirtschaftsgefüge

NHS
National Health Service (nationaler Ge-sundheitsdienst) in Großbritannien

NMC
Nursing and Midwifery Council (*Rat für die Pflege und das Hebammenwesen*)

Normatives Management
Normativ im Sinne von maßgebendem, sich an vorgegebenen Strukturen ausrichtendem Management

Norm
aus einem Wert abgeleitete Handlungsricht-linie

Pflicht
aus Normen und Werten abgeleitetes abso-lutes Sollen/Handlungsgebot

Primary health care

Pimäre Gesundheitssorge (Hausärzte, Gesundheitsschwestern in Schulen und in der Gemeinde, aber auch »Community nursing« – Gemeindenahe Pflege in Sozialstationen): Wesentliche Aspekte sind hier die Gesundheitserziehung und -vorsorge und -förderung.

Primary nursing

Bezugspflege

Prinzip

Grundsatz, oberste Regel

QALY

(Quality Adjusted Life Years) System der Verteilung von Gesundheitsressourcen entsprechend der zu erwartenden Lebensqualität eines Individuums bei erfolgter Behandlung

Rationalisierung

Vereinfachung von Strukturen und Arbeitsabläufen

Rationierung

Einsparung von Ressourcen, um bessere, gerechtere Verteilung zu ermöglichen

RCN

Royal College of Nursing *(Königlicher Berufsverband für Krankenpflege)*

Rechenschaftspflicht

Ein Merkmal beruflicher Professionalität. Professionelle Verantwortung zeigt sich in der Fähigkeit, ein begründetes Werturteil zu fällen.

Ressource

Quelle, Ursprung, Vorrat, zur Verfügung stehende Mittel

Subsidiarität

Prinzip der katholischen Soziallehre, aber auch schon von der Idee her bei Plato: Kooperation auf höherer Ebene, auf der die Mittel und Kräfte der niedrigeren Ebene nicht mehr ausreichen

Teleologie

auf die Konsequenzen, das Ziel ausgerichtete ethische Argumentation (Verantwortungsethik)

Trust

Treuhandunternehmen

Tugend

dauerhafte Gesinnung, Habitus, das Gute zu tun (der Mittelwert zwischen zwei Extremen)

UKCC

United Kingdom Central Council for Nursing, Midwifery and Healthvisiting *(Zentralrat des Vereinigten Königreiches für die Pflege, das Hebammenwesen und Gesundheitspflegedienste)*

Utilitarismus

teleologischer Ansatz analytischer Ethik – auf das größte Glück für die größte Zahl ausgerichtet

Verankerung und Anpassung

Einschätzen eines Ablaufs von einem Ausgangswert her, der bereits angepasst wurde; unterschiedliche Ausgangspunkte führen zu unterschiedlichen Einschätzungen.

Verfügbarkeit

das Nutzen früherer Erfahrungen, um eine Entscheidung zu treffen

Verteilungsgerechtigkeit

nach dem Prinzip der Gerechtigkeit jedem entweder das Gleiche oder das für ihn Notwendige von zur Verfügung stehenden Gütern zukommen lassen bzw. Verteilung ensprechend bestimmter Kriterien wie Verdienst, Status, Alter

Wert

Auffassung über das, was gut, richtig und deshalb erstrebenswert ist

Register

Accountability 66
Advocacy 66
Aggressivität 58
Altenpflege 23 ff.
Altersrationierung 23, 31
Anpassung 86
APA 52
APACHE II 88
Assoziationsfehler 86
Autonomie 16, 21, 29, 52 f.
Autonomy 66

Befähigungsgerechtigkeit 28 f.
Benefizienz 16
Berufskodex 105 ff.
Berufsorganisationen 105

Care 99 f., 101 ff.
Care Assistants 70
Carers 70
Charta der alten u. pflegebedürftigen
    Menschen 56 f.
Code of Professional Conduct 66
Community Health Councils 65, 78
CPN 70
Cure 99 f., 101 ff.

Denken, diagnostisches 83
Denken, klinisches 82
Deontologie 18 f.
Dialog 99
Direktorinnenprofil 55 ff.

EHPAD 60
Entscheiden 43 ff.
Entscheidungsanalyse 89
Entscheidungsfindung 82 ff.
Entscheidungsfindung, klinische 82
Entscheidungshilfen 89
Entscheidungsprozesse 83
Ethik des Füreinander-Sorgens 20 f.
Ethik, biomedizinische 16 ff.
Ethik, kontextuelle 20
Ethikstandards 59

EU 84
Evidence Based Practice 72

Finanzkrise 66 ff.
Führungshandeln 23
Führungsstil, partizipativer 47, 59
fundholder, 69 f.
fundholding-system 69

Genetic Carer 71
Georgetown Mantra 16, 21
Gerechtigkeit 16
Geschäftsethik 26
Gesellschaft 95 ff.
Gesinnung 38 ff.
Gesundheitspolitik 30 f.
Gesundheitswesen, britisches 63 ff.
Gesundheitswesen, französisches 52 ff.
Gewalt 57 ff.

Hindsight bias 85

Identität, der Pflege 99 f.
Identitätskrise 66
Imperativ, technologischer 97 f.
IPES-Studie 55

Kardinaltugenden 19
Kommunikation 30, 38, 44, 56, 72, 76
Kommunitarismus 17
Konflikte 42
Krankenversicherung 30

Macht 38 ff.
Management, integratives 38
Managementethik 110
Managementstrukturen 68 f.
Marketisierung 69
MAUT 84
MEDIDEP 60
mission statement 108
Mitarbeiterführung 106 ff.

Named Nurse Concept 72

National Health Service Act 64
NHS 64 ff.
NHS Health Centre 69
NMC 67
Non-Malefizienz 16
Nurse Consultants 72

Offenheit 76

Pflege, stationäre 23, 54
Pflege, Stellung der 97
Pflegeauftrag, patientenorientierter 104 ff.
Pflegebedürftigkeit 52
Pflegeeinrichtung 106
Pflegenotstand 67 f.
Pflegesachverständige 102
Pflegeversicherung 23, 30
Pflegeversicherungsgesetz 24
Primary Nursing 72
Prinzip Verantwortung 40
Prinzipien 16 ff.
Prioritätensetzung 32 f.
Problemfelder, ethische 57 f.
Professionalisierung 98

QALYS 75

Rationalisierung 73
Rationierung 73
Rationierung von Gesundheitsversorgung
    27 ff.
Rationierungsmodelle 75 ff.
RCN 67
Regeln 16
Repräsentativität 85
Richtlinien, klinische 90

Sandwich-Funktion 38 f.
Schlussfolgerungen, klinische 82
Schweizer Manifest 31, 77
Strategiefehler 86
Supportworkers 71

Teleologie 18 f.
Tugendethik 19 f.

UKCC 67
Urteil, klinisches 82
Utilitarismus 19

Verankerung 85 f.
Verantwortung 38 ff.
Verantwortung, gegenüber Patienten 44 f.
Verantwortung, individuelle 41
Verantwortung, patientenorientierte 103
Verantwortungsethik 17
Verfügbarkeit 85
Vernachlässigungen 57
Verteilungsgerechtigkeit 63 ff., 73 ff.
Vocational Educational Qualification 71

Wertesysteme 16
Wirtschaftsethik, integrative 33 f.

ZEEP 32
Zugang, hypothetisch-deduktiver 87
Zugänge, deskriptive 84, 85 ff.
Zugänge, normative 84 ff.
Zugänge, präskriptive 84, 86 ff.
Zukunftsethik 40
Zukunftsverantwortung 40 ff.

Marianne Arndt

Pflege bei Sterbenden

Den Tod leben dürfen: Vom christlichen Anspruch der Krankenpflege

pflege kolleg
2002. 96 Seiten,
14,8 x 21,0 cm, kartoniert
ISBN 3-87706-707-7
€ 13,90

Pflegekräfte sollen wissen, was Sterben bedeuten kann, welche Zuwendung und Pflege Sterbende brauchen und auch, welche besondere Aufmerksamkeit Angehörigen in Situationen des Sterbens gut tut. Diese hohen Anforderungen können nur dann umgesetzt werden, wenn auch eine entsprechend sorgfältige Ausbildung im praktischen und theoretischen Bereich stattfindet.
Dieses Buch ist eine Materialsammlung für den Unterricht an Krankenpflegeschulen, Kinderkrankenpflegeschulen, Schulen für Krankenpflegehilfe und an Altenpflegeschulen. Marianne Arndt geht ausführlich auf die Thematik der Pflege Sterbender und auch auf wesentliche Grundpositionen pflegerisch-beruflichen Handelns ein.

Christel Plenter

Ethische Aspekte in der Pflege von Wachkoma-Patienten

Orientierungshilfen für eine Pflegeethik

pflege kolleg
2001. 152 Seiten,
14,8 x 21,0 cm, kartoniert
ISBN 3-87706-638-0
€ 15,90

Der Umgang mit Menschen im Wachkoma ist für Pflegende außerordentlich schwierig und herausfordernd. Oft steht die Pflege heute im Spannungsfeld zwischen Technisch-Machbarem und Ethisch-Verantwortbarem. Christel Plenter erläutert in ihrem Buch die ethischen Grundlagen der Pflege in diesem Spannungsfeld. Sie zeigt, wie das Konzept einer menschenwürdigen Pflege entwickelt werden kann und wie sich einzelne Maßnahmen in der Praxis umsetzen lassen.

»Die Autorin geht mit großer Sachkompetenz sowohl der klinischen Problemstellung als auch den rechtlichen Hintergründen nach. ... Das fundierte und anspruchsvolle Buch scheint mir sehr geeignet für die vertiefte ethische Auseinandersetzung mit der komplexen Thematik rund um den Wachkomapatienten.«

Krankenpflege

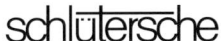

Jörg Richter / Astrid Norberg / Ute Fricke (Hrsg.)

Ethische Aspekte pflegerischen Handelns

Konfliktsituationen in der Alten- und Krankenpflege

2002. 112 Seiten,
17,3 x 24,5 cm, Hardcover
ISBN 3-87706-683-6
€ 24,90

In diesem Buch kommen Pflegekräfte selbst zu Wort: In rund 30 Erfahrungsberichten schildern sie ethische Konfliktsituationen, die sie in ihrem Arbeitsalltag bewältigen müssen. An praktischen Beispielen zeigen sie verschiedene Verhaltensweisen und Lösungsmöglichkeiten. Das Buch ist aus der Praxis heraus geschrieben und hilft Pflegenden im Umgang mit ethischen Konflikten. Diese praxisorientierte Sichtweise ist bislang einzigartig – eine unentbehrliche Grundlage für Lehre und Praxis.

Gertrud Stöcker

Bildung und Pflege

Eine berufs- und bildungspolitische Standortbestimmung

2002. 252 Seiten, 18 Grafiken, 10 Tabellen,
17,3 x 24,5 cm, Hardcover
ISBN 3-87706-690-9
€ 32,–

Der Bundesausschuss für Lehrerinnen und Lehrer für Pflegeberufe e.V. (BA) stellt in diesem Buch die überarbeitete Fassung seines Bildungsplans »Pflege mit System« vor. Für die Pflegenden ist er die Basis ihres beruflichen Selbstverständnisses. Dieser Plan dient dem beruflichen und fachlichen Diskurs und eröffnet Perspektiven für die Aus-, Fort- und Weiterbildung in der Pflege. Er zeigt, dass der Pflegeberuf ein Berufsfeld mit Perspektiven ist und bleibt. Dieses Buch nimmt die politischen Entscheidungsträger in die Pflicht.

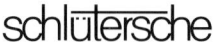

Stand Juli 2002. Änderungen vorbehalten.